イグノーベル的バランス思考

新見 正則
帝京大学外科准教授

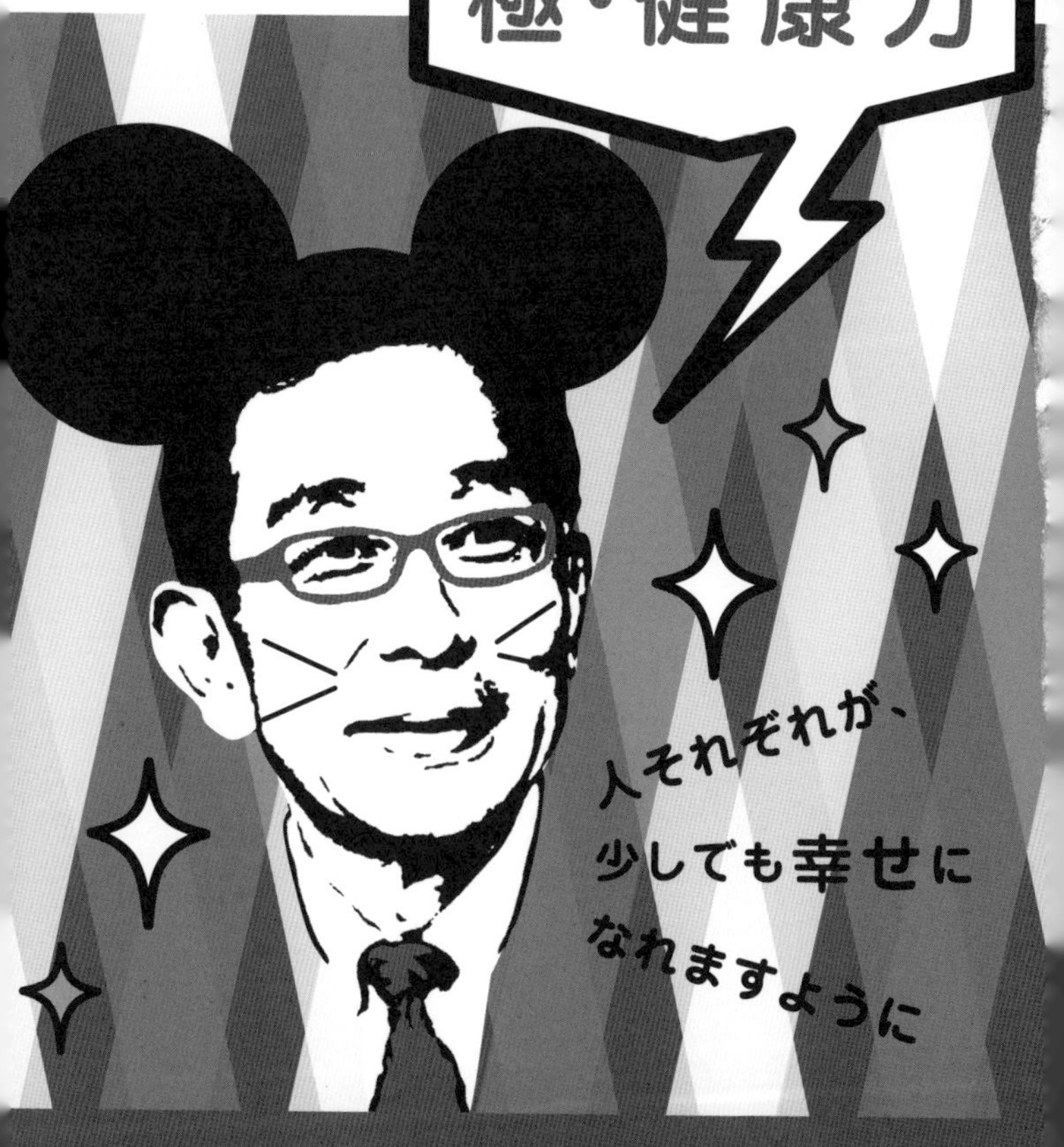

極・健康力
人それぞれが、
少しでも幸せに
なれますように

株式会社 新興医学出版社

本書は読売新聞の医療・介護・健康情報サイト「ヨミドクター」で連載されたコラムのオリジナル原稿に加筆・修正を加えたものです。

はじめに

僕は外科の専門医で指導医です。消化器外科医で、かつ血管外科医でした。ところが移植免疫学をオックスフォード大学博士課程で勉強し、漢方を当代随一の名医松田邦夫先生に習い、トライアスロンを趣味にして現在に至っています。今はがんや難病を含めたいろいろな患者さんを西洋医学的に、そして漢方も含めたさまざまな視点から治療しています。そんな複眼的な治療方法は、オックスフォード大学で学んだサイエンス的思考方法と、歴史的な治療経験に立脚した漢方的考え方が根底にあります。

複眼的に見るということは、バランス的思考ということです。いろいろな立ち位置から物事を見ると、新たな視点が得られ、そして現状の問題点と、未来への希望が見えてきます。何事もまずは疑ってみるという立ち位置が必要です。また、何事もまずは信じてみるという視点も大切です。松田邦夫先生の著書に漢方薬の匂いで妊娠した女性の経験談がありました。西洋医学的には直感的に否定されます。ところが、オックスフォード大学で学んだマウスの心臓移植実験を行ったとき、懐妊を誘導するといわれる漢方薬の当帰芍薬散《とうきしゃくやくさん》の匂いが大脳の嗅覚中枢を

88002-198 JCOPY

介して末梢の免疫系に影響を与えることがわかりました。匂いで変化するのであれば、音響刺激でも免疫系が変化するかもしれません。そしてオペラ「椿姫」をマウスに聴かせてみたところ拒絶反応は回避されました。その結果で二〇一三年にイグノーベル賞を頂きました。

世の中にはたくさんの医療情報が氾濫しています。エビデンスがある治療方法や権威が勧めるガイドラインもあれば、何が本当に正しいかはまだわからないものもあります。そんなたくさんの情報から健康になるための知恵を選び出すヒントがここにあります。すべてを疑い、そしてすべてを信じるという両極端な思考の間のバランスに答えがあるのです。この本には物事を考えるためのヒントがあります。一般人の方々に読んで頂いてもわかるように書いてあります。また医療関係者に読んで頂いてもたくさんの気づきがあると確信しています。

是非、この本をヒントに「健康力」を極めて下さい。本書はそんな視点をもとに、三年間にわたり毎週連載したヨミドクターの原稿を加筆・再構成しました。出版にあたり大変にお世話になった新興医学出版社の中方欣美さんと林峰子社長に深謝申し上げます。

二〇一七年三月吉日　新見正則

目次

タバコが嫌いです

僕はタバコが大嫌いです。若い頃にタバコがおいしいと思えず、その後、幸いにもタバコの魅力を知らずにこの歳になりました。自分がタバコをまったく吸わないので、タバコの煙は本当に嫌なのです。ホテルも、レストランも、コーヒーショップも喫煙や分煙の場所は極力避けます。完全禁煙でなければ嫌なのです。「世界からタバコ追放の会」の会長になりたいぐらいです。「法律でタバコを違法とする会」があれば、その推進委員長になってもいいですよ。

でもタバコを吸っている人が嫌いではないのですよ。タバコの健康に対する危険性は明白です。その危険を承知で吸うという選択は本人の自由です。他人に迷惑をかけないのであれば、僕的にはまったく問題ないのです。歩きタバコを含めて公共の場では吸わないとか、ルールを守ってもらえれば、それもその人の人生と思っているのです。東海道・山陽新幹線の最新車両のN700系は素敵ですね。喫煙用のブースが数ヵ所設置してあります。ほかの場所は一切禁煙なので快適です。

先日、禁煙治療を保険適用で行う施設の要件の一つに、「敷地内禁煙」が条件に含まれていることに気が付きました。僕の印象は、「なんと愛煙家の人には酷な条件だな」と思いました。タバコを止めたい人のためには保険適用の禁煙外来は重要な治療手段です。でも健康へのリスクを承知でタバコを吸っている愛煙家はそんな病院には行きにくいですね。人生はリスクの連続と思っています。タバコの健康へのリスクを承知で吸い続ける自由もあっていいと思っています。少なくとも喫煙は法律違反ではありません。

一方で、健康保険で禁煙外来を認める以上、病院全体でしっかりと禁煙に取り組め！という指導方法も十分理解できます。さらにいえば、「保険適用で禁煙外来をする病院は職員全員が嫌煙家でなければならない」としてもいいかもしれませんね。愛煙家が、法律で認められていることを行っていながら、必要以上に肩身の狭い思いをするのはちょっと不公平なように思えます。僕的には、保険適用で糖尿病診療を行っている病院からは、砂糖入りの清涼飲料水や甘味食品の販売を禁止するという条件が加わってもいいように思えます。タバコの自動販売機以上に、砂糖入りの清涼飲料水の自動販売機の存在は国民の健康に相当不利益に働いていると思っています。

生きるということはリスクがあることです。自動車事故で二十四時間以内に亡くなる人は年間約五千人です。そして一ヵ月以内の死亡も約五千人です。つまり自動車事故で年間約一万人が死亡しています。そんな交通事故のリスクを承知で僕たちは外出していますね。自動車の運転をすることもあります。自動車があれば娯楽にも使えて楽しいし、公共交通機関が不十分な場所では自動車は生きるための必需品です。タバコは副流煙が本人以外にも害を与えるから問題だという論調もあります。そうであれば、自動車事故も同じ構図で、運転手以外が巻き添えで死亡することも少なくないですね。

世界中からタバコがなくなればいいと本当に思っている僕です。でもタバコは現状では合法なんですよ。法律に違反しない範囲で、リスクを承知でタバコを楽しんでいる人がちょっと可哀想に思えるのです。タバコは健康に害がないと思って吸っているお馬鹿さんは論外ですよ。できればタバコは止めた方が健康のためと僕は信じています。そして多くの臨床研究は僕の論調と同様の結果です。

不快な環境で生きる

先日、講演である町に行きました。僕は地方へ行くときは極力日帰りします。宿泊すると次の日の仕事が昼からになってしまうからです。でもどうしても日帰りできないときは、朝一番の飛行機か列車で戻ります。夕食はホテルでお弁当を食べます。自分だけの空間が好きなのです。そして仕事がはかどります。僕は基本的に社交的ではないのです。しかし、先日はどうしても夕食を一緒にとのお誘いがあり、その町で一番おいしいという食事処に行きました。たまにはいいかなと思ったのです。

しかし、その店に入ったとたんに、嫌な予感が…。そして嫌な臭いが…。そうです！　喫煙可のお店だったのです。がっかりですね。自分一人であれば、当然に退店です。だって、僕はタバコが大嫌いですから。タバコの煙があると、食事が一気にまずくなります。でも、致し方ないですね。あらかじめお誘いを受けるときに、「禁煙のお店をお願いします」と念を押さなかった僕の責任です。諦めて、タバコ臭い店内で二時間を過ごしました。

タバコの臭いは本当に嫌ですね。でも気にしすぎると病気になります。僕の外来に、タバコの臭いが不快で外出できないという人が数人います。困りますね。精神的な弱さや、自律神経失調症が根底にある場合も多いので、いろいろと励ましながら、漢方薬も併用して治療します。

僕たちのまわりには不快なことがたくさんあります。でもそんな不快な環境のなかでも生きる能力が必要ですね。僕は、環境はすべて体に害となる可能性を否定しません。つまり生きていくのに必要な呼吸、それに必須の大気も体にとっては悪いだろうと思っています。そして生きていくための食事も悪い可能性があると認識しています。

大気の中の、タバコの煙も害でしょうし、放射能を含む微粒子も害でしょう、中国から飛んでくるPM2・5といった粒子も体に悪そうです。車の排気ガスも、花粉も困りものです。ひと昔前は、日本でも公害の煙で多くの人が苦しみました。でもそんな環境のなかを生きていかざるを得なかったのですね。

そして口にするものに関しても、体に害がある可能性を否定しません。農薬も当然に含まれています。放射能もあるでしょう。そして口にするものには毒がある可能性があります。ほかの動物の命を、生きている植物の命を僕たちは食しています。動物も植物も食べられたくはないので、自己防衛のために幾ばくかの毒物を含有していることは理解できます。また、最近のメディアによる「○○を食べれば健康になる」という論調も、食べ過ぎれば体の害になる可能性は大です。

そんな環境のなかで僕たちは生きています。害あるものを減らす努力はもちろん必要です。でもそのなかで生きていく努力も必要です。悪いと思われているものに過剰に反応して、病的になることはちょっと馬鹿げています。そんなちょっと悪い世界も受け入れて生きていくことが大切です。そんな強さが必要です。

僕も禁煙や分煙の習慣のない国に行くときは、タバコの煙も致し方ないものとして、受け入れていますよ。自分でタバコを吸うことはありませんが、そんな国ではタバコの煙の臭いを敢えて楽しむしかないですね。その国の臭いとして、文化として受け入れています。

少し前の日本を思い浮かべてください。少なくとも、今長寿を謳歌している人々は、戦中戦後の栄養不足の時代を、予防接種も十分に普及していない時代を、そして分煙・禁煙などという概念がない時代を生き抜いて来たのです。そんな強さがある人が実は長生きなのかもしれません。

本当に有効な薬と資本主義

うつ病は一〇〇万人が罹患しているともいわれています。本当のうつ病、つまりDSM—Ⅳ（精神障害の診断と統計マニュアル）の診断基準を満たしているうつ病が本当に一〇〇万人もいるのであれば、やっぱり社会問題ですね。DSM—Ⅳの診断基準では九項目のうち、五個以上を満たす場合うつ病とみなされます。最初の項目は、「二週間にわたって、ほとんど一日中、毎日抑うつ気分が続く」というものです。なかなか五個を満たすのは大変です。

日本うつ病学会の治療ガイドラインにはたくさんの臨床研究が載っていて、読んでいてとてもためになります。そしてフェアだと思えます。臨床研究ではプラセボ（偽薬）効果を除外するために、偽薬と実薬を使って、そして医者も患者も今投与されている薬剤がどちらであるかを知らされない試験が最良といわれています。医者も患者も実薬か偽薬かの事実を知らないので、ダブルブラインド研究などといわれています。でも、言葉を換えれば、医者も患者も騙さなければ、差が出ないような薬がほとんどだということです。最初の抗生物質であるペニシリンはダブルブラインドの臨床試験など行っていません。ペニシリン導入前ならば感染症で死亡したであろうたくさんの命を救ったので、誰もが夢の薬と思ったのです。つまり、本当に有効な薬は医者や患者を騙さなくてもその有効性は体感できるのです。

心の病には偽薬効果が相当有効です。そして、休息と時間も病気を解決します。人間の自然治癒力を上手に誘導すれば、それで治ることが多いのだろうと思っています。特に軽症のうつ病や、うつ病と診断される手前の状態には、抗うつ薬を飲まずにゆっくりと休む方法が選択肢の一つになります。抗うつ薬は副作用もあります。うつ病は心の病ですよね。そうであれば、心の病を治す薬は脳のなかに入って効果を発揮するはずです。西洋薬の効果は強力です。何かを起こすのです。それが、上手く病気を治す方に働けば治癒に向かうでしょうし、もしも反対の方向に作用すれば、病気が悪化したり、副作用も出るでしょう。ものすごく効くが、副作用がまったくないという夢の薬はごくまれにしかあり得ないと僕は思っています。

抗うつ薬も同じです。強力に効くこともあれば、人によっては、その薬が強力に足を引っ張ることもあります。ですから、抗うつ薬に限らず西洋薬は「両刃の剣」と思って使用することが得策です。できるかぎり使用しないように、でも致し方ないときは、副作用もあるかもしれないと覚悟して使用するという立場です。薬が体中を回るという当たり前のことを想像すれば、理解可能ですよね。重篤な副作用が生じることもこれで理解できます。

一方で、僕たちが住んでいる世の中は、資本主義です。市場原理が働きます。つまり、製薬会社は薬を売ることが使命です。株価を維持しなければ新しい薬剤を開発することができません。つまり、製薬会社はできれば薬を売りたいのです。「うつ病は心の風邪」といったキャッチーな宣伝文句を用いたりして、販売促進に努力します。当たり前の企業努力です。そして製薬会社は悪い情報を進んで、好んで表に出すことはしません。

大切なことは医療従事者の立ち位置です。そんな製薬会社の立場も理解し、そしてなにより薬の利点と欠点を勘案して、患者さんに最良の方法、少なくとも悪くない選択肢を選ぶべきです。製薬会社の販売促進作戦が行きすぎると訴訟になります。アメリカでは抗うつ薬の行きすぎた宣伝活動に千億円以上の罰金が司法当局から命じられています。臨床的なエビデンスも大切ですが、製薬会社も認めて支払った高額な罰金や賠償金などの情報がガイドラインに載ってもいいのではと思っています。それは製薬会社も了解した正しい情報なのですから。そして患者も医者も薬剤選択の参考になりますから。

DSM—Ⅳの編集責任者を務めたアレン・フランセスの著書『〈正常〉を救え』には、新しい診断基準であるＤＳＭ―５（今度は算用数字です）への批判が込められています。タイトルにあるように、薬の販売を促進するために正常の範囲といえる状態を病気に仕立てているということです。そして対策として、製薬会社による疾患啓発キャンペーンの禁止、違法行為を行った企業の特許権の短縮、複数の調剤薬局処方の監視などの将来に向けた提言も含まれています。

うつ病の動物モデル

たまたま、時間が空いて、広島で行われたうつ病学会に参加してきました。うつ病の知識の再確認と新しい何かを吸収するためです。そのなかでも聴きたかった発表は加藤忠史先生による「うつ病のモデル動物とは」というものです。加藤先生の著書『動物に「うつ」はあるのか』を読んで感動しました。そこで、ご本人の肉声での講演を是非聴きたかったのです。

嬉しかったことは、僕の期待通りに、「臨床にフィードバックできるようなうつ病の動物モデルはない」と言い放ってくれたことです。もっとも有名で、頻用されている動物のうつ病モデルは強制水泳試験といいます。強制水泳試験とは一九七七年に開発された試験で、ネズミを水槽に放り込みます。ネズミは溺れたくないので、必死に犬かきのような泳ぎをします。しかし、逃げ場所がないので、しばらくするとネズミは頭を水面上には出していますが、泳がなくなります。これを「諦めた」と人間が解釈しました。そしてネズミを水から出して、二十四時間後に再び水槽に入れます。すると前回よりも早く動かなくなります。泳ぐのを早く止めてしまうのです。「無力感で泳ぐ努力を止めた」と人間がまたまた勝手に解釈をしました。そして、ある薬を投与してその諦めるまでの時間が長くなれば、その薬はうつ病に効く可能性があると判断されました。

こんな動物実験で開発された薬を飲んでいるのかと思うと、なんだかガッカリしませんか。だって人間では二週間のうつ状態の持続が必要でしょ。ネズミは二十四時間後の状態ですよ。そして、いい加減な実験にも思えますね。なによりちょっと残酷ですよね。人間のうつ病を正確に体現できる動物モデルはないのです。

そもそも、最初のうつ病の薬はネズミの実験から開発されたのではありません。第二次世界大戦が終わると、ドイツのＶ２ロケットの燃料であったヒドラジンの在庫を製薬会社はきわめて安価に入手しました。そして、結核の治療薬であるイソニアジトとイプロニアジドを作りました。この治療中に患者が楽しそうに踊り出したのです。そこで実際にうつ病患者で試され、イプロニアジドが抗うつ薬として使用されるようになりました。

次に、うつ病診療講習会に参加しました。たくさん質問してきましたよ。いわゆる現代型うつ病の質問もしました。現代型うつ病は、二〇～三〇代に多く、仕事前は調子が悪く、夕方は元気になり、そして週末はもっと元気になります。僕的には「気合いが足らないのでは？」と叱りたくなるような状態です。でもそんな病気で困っている人が増えているそうです。こんな患者さんが増加したのでは、精神科の先生は、今でも多忙なのに、ますます診療に忙殺されてしまいます。そこで、子供の頃からの対応として、親の養育環境で、現代型うつ病にならないような対策はないかと質問したのです。その答えは簡単に即答できるものはないとのことでした。

そこで、僕的な回答です。今の子供たちはものに満ちあふれた環境で育っています。何でも手に入ります。我慢をすることも減りました。僕の勝手な意見は、

①叩くお仕置きは必要。でも叩いていいのはお尻だけです。叱られることは大切な教育です。

②我慢をさせる。お腹が減っても、すぐに甘いものを与えるのは止めましょう。今の子供たちはお腹を空かしても、少々我慢して遊ぶ、我慢して勉強する訓練が不足しています。ジュースの自動販売機の氾濫は害と思っています。

③論理的に叱る。間違ったことをすれば、しっかり叱るべきです。そして理路整然と話しましょう。

④たまには非論理的に叱る。「親が止めろといったことは、止めなさい！」といった感じです。理由はいりません。でも非論理的な叱責はたまにです。

⑤子供の頃から、いろいろな人と付き合う。少々嫌いな子とも、ちょっと付き合いにくい子とも遊ぶべきです。そんな人付き合いの知恵を学ぶことも生きていく上には必要です。

⑥給食はまずくても全部食べる。嫌いなものを食べる訓練も大切です（アレルギーは別）。

⑦運動を積極的にやる。運動はつらいときもあります。でもそれに耐えるのです。

⑧暑くても、寒くても外で遊ぶ。熱中症が少々心配でも、注意しながら外で遊ばせます。自分や友達の体調に気を配りながら生きる訓練になります。

⑨和式のトイレも経験する。世の中には、和式のトイレしかない環境もあります。子供の頃

から使えるようにしておくべきです。堂々と大便ができるようになりましょう。
⑩軽い病気にはどんどんかかる。病気を経験すると、免疫が鍛えられます。
そのほかに、アバウト（ちょっといい加減）でいられること、楽観的な考え方ができることも、心の病にならないためには必要なのですよ。

ともかく、回復力がない子供が増えています。IQよりも成績よりも大切なものは回復力と思っています。くじけても、挫折しても這い上がれる力です。

暑熱馴化

暑さに対する復活力のお話です。暑さに耐える能力を暑熱馴化（heat adaptability）といいます。体を鍛えると、少々の暑さでも頑張れるということです。

僕の趣味はトライアスロンです。泳いで、自転車に乗って、そして最後に走ります。オリンピックでのトライアスロンの距離は、泳ぎが一・五km、自転車が四〇km、そしてランニングが一〇kmです。トップ選手は完走に二時間かかりません。また距離が一番長いトライアスロン、それを完走するとアイアンマンといわれますが、その距離は泳ぎが三・八km、自転車が一八〇km、そして最後がフルマラソンで四二・二kmです。合計で二二六kmになります。トップ選手は九時間をきります。僕は完走目的にて十四時間ぐらいかかります。

トライアスロンは泳ぎがあるので、真冬はできません。春から秋にかけてのレースになります。真夏日で行われることもまれではありません。とんでもないですね。体に悪そうですね。確かに、体に悪いと思うこともあるのですが、僕がトライアスロンの大会に参加したり、トライアスロンの練習をするのは、復活力を鍛えていると思っているからです。

暑い日のレースは、本当に暑いですよ。三〇度を越える外気温で、自転車に乗ったり、ランニングすることは大変です。でもしっかり練習して、体調を整えて、そしてレース中に適切な補給をすれば、熱中症にならずにちゃんと完走できます。夏の甲子園で、あの暑い中で、熱中症で倒れる選手はいないですね。彼らは、しっかり鍛えて、暑熱馴化しているからです。

次は子供への対応です。熱中症注意報は大切な情報です。しかし、だから子供を外で遊ばせないというのは間違っていますね。ある程度の暑さであれば、注意点を守らせて遊ばせるべきと思っています。こまめに水分補給をする、しっかり休憩をとる、友達に気を配る、体調が悪いときは遊ばない、木陰で遊ぶなどの対策を教えることが大切です。

学校でいくら過保護な対処をしても、いつかは社会に出るのです。農作物を育てる仕事であれば、暑くても働かなければならないときもあるでしょう。建築現場で働くのに、暑いから仕事を中断するわけにはいきません。個人個人が暑熱馴化する方法を学ぶことが必要なのです。

一方で、体温が上がりすぎると命にかかわります。ここでいう体温は深部体温で、脳や心臓の温度と理解すればいいです。大切な臓器が壊れる、機能障害を起こすほどの高温は避けねばなりません。だから汗をかくのです。汗をかくと、汗が蒸発するので、気化熱で体が冷えます。

つまり、汗を拭ってはいけないのです。せっかく汗を蒸発させて冷やそうとしているのですから。また、暑熱馴化してくると不要な汗をかかなくなります。つまり気化する以上に汗をかいても、その滴り落ちる汗の粒、つまり水分は無駄なのです。運動になれると、じわーっと汗が、体中から出るようになりますよ。運動になれないときは、玉のような汗が一気に出ます。

暑熱馴化がもっと進むと、水をできる限り維持する体になります。『人類20万年　遥かなる旅路』には、人類学者がアフリカの先住民と一緒に真夏に狩りに行ったときに、彼らがほとんど水分補給をしないで行動する様子が描かれています。この本は面白いですよ。アフリカから人類が世界に散らばっていった足跡を追っています。読み応え満点です。

また、ラクダは汗をほとんどかきません。ラクダの体温は三十七度前後ですが、それを四〇度ぐらいまで上げることができます。そんな体温でも頑張れる暑熱馴化が進んでいるのです。これは水分保持のためです。そして、ラクダは一気にたくさんの水を飲むことができ、尿をほとんど出さずに老廃物の処理ができる能力を持っています。やっぱりラクダはすごいですね。

人もラクダになれと、叱咤激励する意図はまったくありません。しかし、冷暖房設備で超快適な環境になれると、少々の暑さがこたえるようになるのです。暑熱馴化を忘れるからです。少しくらいは暑い環境に耐える努力を楽しんでもいいのではと思っています。

一人暮らしの人は、無謀な暑熱馴化の訓練はやめましょう。また、家の中にいても湿度が高いと、汗が気化できなくなります。つまり汗をかいても、冷却効果が少なくなります。だから、家の中でも熱中症になるのです。じわっと汗をかいて、そして扇風機で気化させると気持ちがいいですね。

また、暑さになれる簡単な方法は、暑いなと感じたときに、口に出すのを我慢することです。

口に出すのであれば五秒待つ。これだけでも耐える力がつきますよ。これは、疲れたときや腹が立ったときにも使える耐える力の簡単な鍛え方です。

平均寿命と漢方

日本人の平均寿命は、女性が八六・六一歳、男性が八〇・二一歳です（平成25年簡易生命表の概況より）。平均寿命とは、その年に生まれた人の平均余命です。すでに生まれている人があと何年生きるかは、平均寿命から自分の年齢を差し引いてもダメなのです。各年齢の平均余命を見てください。厚生労働省のHPにある「簡易生命表の概況」のPDFファイルにはたくさんのデータがあります。

日本で最初に平均寿命が公表されたのは一八九一〜一八九八年のものです。ちょうど明治二十四〜三十一年にあたります。日清戦争が一八九四年に始まっています。

この期間の平均寿命は、男性が四二・八歳で、女性が四四・三歳でした。この当時は乳幼児の死亡率が高く、成人まで生き延びれば結構長生きしたといわれています。確かに、この統計でも二〇歳時の平均余命は男性が三九・八年で、女性が四〇・八年ですから、成人すれば六〇歳ちかくまで多くの人が生きたことになります。でも六〇歳ですね。今は二〇歳時の平均余命は男女とも六〇年を越えています。

僕は漢方にも大変に興味があり、そしてたくさんの本も書いています。僕の外来には日本全国から西洋医学的治療で治らない方が、漢方治療を求めて受診されます。そして結構有効です。つまり僕は漢方ファンの西洋医なのです。

しかし、漢方が現代の長寿に貢献しているとはまったく思っていません。漢方薬で一番有名な葛根湯《かっこんとう》は、一八〇〇年以上前の医学書である『傷寒論』にすでに登場しています。そして保険適用漢方エキス剤の半数近くが、『傷寒論』に記載されています。江戸時代には現在の保険適用漢方エキス剤のほぼすべてが登場しています。しかし、江戸時代が終了し、明治維新を迎え、そして二十五年近く経過したときの平均余命が四〇歳そこそこというのは、今から思えばお粗末です。この一〇〇年に渡る西洋医学の進歩で、平均寿命は男女とも倍になり、また二〇歳時の平均余命も二〇年以上延びています。現在の長寿に恵まれている社会が、西洋医学の進歩によるものであることは間違いありません。西洋医学に、栄養学、予防医学、公衆衛生学を加えれば、僕以上に漢方好きの先生でも異論はないと思っています。

では、漢方は不要なのでしょうか。残念ながら、進歩を続けている現代西洋医学も万能ではありません。そんな西洋医学の補完医療として、昔の知恵を使うことも悪くはないと思っています。漢方薬は生薬の足し算です。むしろ、足し算しかできない時代の知恵なのです。一八〇四年にアヘンからモルヒネが分離精製されました。僕はこの一八〇四年が現代薬学の幕開けと思っています。つまり、薬効がある物質を分離精製して、そして合成しようという考え方です。有効成分を見つけ出そうという引き算の考え方ですね。

それ以前は、分離する知恵がありませんでしたから、ある意味致し方なく、生薬の足し算を行ったのです。過去の長い歴史から、薬効がありそうな草根木皮や鉱物、動物成分は経験的にわかっていました。その作用を強め、副作用を減らし、そしてある場合は、まったく新しい作用を人体実験から導き出した歴史の叡智が漢方です。

そんな知恵の集積を、現代西洋医学で治らない症状、もう少しよくなりたい訴え、病気ではないと突き放されている不調などに使用することは理にかなっています。ましてや、漢方薬は保険適用されていて、毎月の平均薬価は三割負担で約千円です。困っている方は、試しに漢方薬の使用も、主治医と相談してみてください。主治医の先生が漢方に否定的なときは、近所の病院やクリニックに電話で確認すればいいのです。「漢方を処方してくれますか?」と。

ビッグデータ

僕はスティーブ・ジョブズが大好きです。二〇〇五年六月十二日に彼がスタンフォード大学の卒業式で行ったスピーチは感動的です。インターネットで「ジョブズ、スタンフォード」と検索すると、日本語の訳が付いた動画が見られます。

スティーブ・ジョブズはアップルの創業者です。コンピュータを各家庭に家電のように置きたいと夢見ていたのです。そして今や、昔のコンピュータの能力を遥かに超えたものが、ポケットの中に収納できるサイズにまでなりました。たくさんの方の夢と努力の結晶と思っています。ちなみに、スティーブ・ジョブズも、マイクロソフトの創業者であるビル・ゲイツも大学は卒業していないのです。アメリカという国の寛容さ、すごさ、恐ろしさを感じませんか。

さて、コンピュータの進歩に伴い、デジタルデータの保存技術も格段に向上しました。今や、デジタルデータは動画を含めて、ほぼ無限に、そして格安で保存できる時代になりました。腕時計型コンピュータや、メガネ型コンピュータなどのウェアラブルコンピュータが将来普及すると、身のまわりのすべてのデジタルデータが保存可能になりますね。それこそ、自分が見ている、聞いているものすべて、そして、自分の体温、脈拍数、呼吸数なども保存できます。検診データや医療データもほとんどがデジタル化できますので、すべて保存・共有可能です。

無限とも思えるデータからは、いろいろなものが導き出されます。因果とは無関係に、相関が得られます。多くの人のデータを集積すれば、一つひとつのデータの正確性はささいなものになります。膨大なデータ量で、一つひとつのデータの曖昧性は凌駕されます。それがビッグデータです。

僕は、医療情報は是非ビッグデータ化して、何が正しい相関かをはっきりさせた方が後世のためになると思っています。血圧ひとつにしても、本当にどれぐらいの血圧が長生きにとって最良なのか、そしてどれぐらいの血圧が快適な生活を送るには適切なのかは、実はわかっていません。実は将来にわたる健康を、比較的短期間の臨床研究から推測しているのです。ですから、至適血圧ひとつにしても、いろいろな意見が存在します。まず、なんとなく各個人の至適血圧は、一様ではないように感じませんか。少なくとも年齢や性別、体格などで変わりそうですね。でも、そんな分類をしていたのでは、統計的な結果が出ないので、人間という集団を十把一絡げにして至適血圧と思われるものを推測しています。

ビッグデータを使えば、いろいろな集団での本当の血圧の適正値が相関としてわかります。でもそれは、次の世代、またはその次の世代で判明します。つまり僕たちが死んでからということです。たくさんのデータから長生きした人、幸せに暮らした人の血圧を調べ上げればいいのですから。

医療のビッグデータ化には危険も伴います。基本的にコンピュータ上に貯えられたデータを一〇〇％安全に管理することは不可能と思っています。でも、その不利益と、ビッグデータから得られる利益を考慮すれば、やはり僕はビッグデータ推進派です。少なくとも、健康保険でカバーされている医療情報は、国民の共有財産として利用すべきと思っています。どの治療が、どの薬が本当に有益なのかが相関の事実として判明するのです。個人情報を漏らしたくないという危惧がある人は、全額自費で医療を受ければいいと思っています。

日本の素晴らしい保険医療は破綻寸前です。本当に必要な、そして本当に役に立っている治療方法に国民のお金を使用するには、デジタルデータをもっと活用すべきと思っています。まずビッグデータ化の前に、健康保険で診療される医療情報（カルテや診療報酬情報）を一元化すれば、重複する投薬や検査は簡単に回避できます。

やっぱり死にたくないモード

今日の僕は「死にたくないモード」です。そんなこと当たり前だと思うかもしれませんが、僕も五〇歳を過ぎて、いろいろと医療の功罪がわかってきて、ちょっと人生が見えてくると、なんとなく「いつ死んでも致し方ないモード」となっています。そして、僕の外来では「僕も五〇歳を越えて、いつ死ぬかわからない年齢になった。あなたも必ずいつか死ぬのだから、一緒に死ぬまで元気に頑張りましょう！」などと、患者さんを目の前にして平気で「死」の話をしています。もちろん患者さんと信頼関係がある場合だけですよ。

さて、二〇一四年九月二十七日御嶽山で噴火が起こりました。晴れた、紅葉がすばらしい、週末の、それも昼の出来事で、大惨事になりました。御嶽山が何年前からあるかは知りませんが、地球や太陽系の年齢が四十六億歳ですので、御嶽山も遥か昔からあるのでしょう。マグマの活動の一部が火山ですから、そんな地球のちょっとした変化が噴火となるのですね。「どうせ噴火するのなら、冬の、平日の、夜にでも噴火してくれれば、被害は最小限ですんだのに…」と思いますね。でも自然にとっては人間の思惑などまったく関係ないですね。人の命ははかないですね。

突然に死ぬということは本当に残念です。せっかく生まれてきたのだから、「どうせいつかは死ぬ」とわかっていても、精一杯生きたいですね。そして死ぬときは、突然ではなく、お世話になった方々にお礼をいって、「ちょっとお先に」といった気持ちで死を迎えたいのです。そんな僕にとっては、がんで死ぬことは悪くない選択肢なのです。そんな思いを綴った本が新潮社から発売されています。タイトルは『死ぬならボケずにガンがいい』というものです。

死は誰もが迎えるものです。そんな「誰もが死ぬ」という当たり前のことを理解できるまでに、僕は時間がかかりました。若い頃は病気を診てはいましたが、患者さんを人として拝見することはほとんどなかったということです。セカンドオピニオンのパイオニアとして一〇年以上前に、大学病院では最初の保険診療でのセカンドオピニオン外来を始めました。そして、西洋医学では治らない患者さんがたくさんいることに気が付き漢方の有効性に興味を持ちました。そして今、「人はみんな死ぬ」ということを心底理解した上で医療ができるようになりました。

昔は、医療は少しでも長く患者さんの命を延ばすことだと当然のように思っていました。今は、死ぬまで元気でいられる医療を目指しています。外科だけが僕の診療領域だったときとは正反対の医療をすることも最近はあります。治療をしないという選択肢を勧めることもあります。でも実は何が正解かはそのときにはわかりません。正解は後日判明するのです。医療は患者さんを幸せにするための一つの手段です。医療に振り回されて、人生にとって大切な何かを見失うことは、ある意味馬鹿げていると思っています。

医療の有効性や、一方では限界を十二分に知っている僕ですが、そしていつもは「いつ死んでも致し方ないモード」なはずの自分ですが、やっぱり死にたくはないと心底思うこともあるのです。そんな気分の表れが、今日の「死にたくないモード」の自分です。

医療はまだ進化の途中

ある大学病院で、保険適用外の難しい肝臓の腹腔鏡手術を行って、八人の患者が死亡していたという報道がありました。

肝臓の手術を腹腔鏡で行う場合、「部分切除」は二〇一〇年四月から保険適用されていますが、難易度の高い「区域切除」は保険適用が認められていません。同一の術者が、肝臓の区域切除を行い、そして八人が死亡したという報道です。また、保険適用外の治療と認識していながら保険請求したのであれば、不正請求になりますので、別の意味でも問題ですね。

さて、常々僕は「医療は人体実験の連続で進歩している」と思っています。「今どき、とんでもないことをいうな」とお叱りを受けそうですが、そう思っているのです。

医療は未だに進化の途中と思っています。そこで医療の進歩のお話をします。まず、全身麻酔は一八四六年十月十六日にウィリアム・モートンがボストンのマサチューセッツ総合病院で顎下腺腫瘍の患者さんにエーテルの公開麻酔を行い、無痛のうちに手術は終了しました。大成功です。そして全身麻酔は一気に普及しました。それまでの外科手術は全身麻酔なしで行われていましたので、いかに素早く感染や出血している四肢を切断するかが外科医の技量でした。

全身麻酔はまた、一八五三年にジョン・スノウがヴィクトリア女王の出産にクロロホルムを使用して、ますます普及に拍車がかかりました。わずか一五〇年ちょっと前のお話です。その後の一世紀半で外科はすばらしい進歩を遂げるのです。

まず全身麻酔が可能になると、ゆっくりと落ち着いていろいろな手術が可能になります。痛みに我慢できずに動く患者さんでは、細かな手術は不可能です。全身麻酔が可能となり、静止状態が保てるようになったからこそ、今どきの医療ドラマで見るような手術ができるのです。全身麻酔の導入から約三〇年後の一八八一年にはテオドール・ビルロートが胃の切除術を行っています。つまり胃の多くの部分を取り除いて消化管をつなぎ直すことが可能になりました。そしてアレクシス・カレルは動脈の吻合法を開発し、一九一二年にはその業績でノーベル生理学・医学賞を受賞しているのです。その当時にはすでに動脈が縫えたのですから、当然そのほかの臓器をつなぎかえることが可能になっていました。

次は、僕の専門である移植免疫学の領域のお話です。一九〇二年には、犬の腎臓を一度取り出して、そして同じ犬の首に動脈と静脈をつなぎ直し、そして皮膚に尿管（オシッコのでる管）を縫い付けて、尿が延々と出ることを確認しています。腎臓移植の外科的手技は確立しました。そこで、オシッコが出なくなって死ぬ病気、腎不全に対して腎移植が行われました。治療手段がほかにないのですから、致し方ない選択にも思えます。一九〇六年にはヤギの腎臓を人に移植することが行われています。そのほかにも多数の人体実験が行われましたが、すべてほかの動物の腎臓を使用する移植は失敗に終わりました。今から考えれば拒絶反応が起こったのですから当然の帰結です。

そして約五〇年後、一九五四年十二月二十三日、今度は一卵性双生児の間で、つまり腎不全の兄に、正常な弟の腎臓が片方移植されました。兄と弟は僕の記憶での記述でちょっと不正確かもしれませんが、一卵性双生児なので同じ遺伝子なのです。その移植手術は成功しました。移植後八年間は元気に生存していました。その人体実験の成功を機にたくさんの移植が行われるようになり、現在に至っています。上記の移植手術を行ったヨセフ・マレーは一九九〇年にノーベル生理学・医学賞を受賞しています。

医療は人体実験で進歩するのです。それに参加するのも、参加しないのも、患者さんの選択です。今回のように、十分な説明がなされずに、人体実験が行われては、医療を行った側が糾弾されるのは当然のことです。新しい医療、つまり新しい手術、新しい薬、新しいワクチンなどは、すべて人体実験の途中であると思っておくことが肝要です。一〇〇%の安全性を追求したのでは、本当に必要な患者さんへの供給が滞ります。より確かな安全性を求めるのであれば、歴史がある治療を選択してください。何人もの患者さんにすでに施されている治療はその欠点も利点もほとんど判明しています。

脳死移植について

医療は人体実験で進歩するというお話をしました。そして、全身麻酔、外科治療、移植外科の歴史などもたくさんの人体実験を経て確立されてきたことを書きました。

そんな移植医療の進歩のお話を書いた矢先、二〇一四年十一月二十四日に六歳未満の脳死の女児から提供された臓器で心臓、肺、肝臓、腎臓などの移植が行われたという報道がありました。六歳未満の脳死移植は日本では二例目だそうです。ご家族のコメント、「娘は進んでお手伝いをしたり、困っている子がいれば寄り添って声をかけてあげるような、とても心の優しい子でした。娘はきっと賛同してくれると信じています。娘が短い人生の最期にほかのお子さんの命を救うことになれば、残された私どもにとっても大きな慰めとなります」には心打たれます。

さて、移植医療は日本ではあまり普及していませんが、欧米では確立された医療で、人体実験の時期は遥か昔に終了し、日常の医療として行われています。腎臓移植の手技自体は一〇〇年前には確立されていたので、移植を安全に成功させるために必要であったことは、副作用が少ない有効な免疫抑制薬です。免疫抑制薬ももちろん進歩の過程にありますが、現在使用できるものでも十分以上の成績を残しています。世界での移植後の五年生存率はざっくりと、心臓、肝臓、腎臓で約八〇％と素晴らしい成績です。

また、日本の成績は世界の成績を越えています。移植が必要な患者さんとはいつでも死に瀕している人ですので、前記の成績がどれほどすばらしいかが想像できると思います。

日本で行われている移植手術の件数は日本臓器移植ネットワークのＨＰから閲覧できます。二〇一四年一〜十月までで、心臓は二九件、肺三五件、肝臓三三件、腎臓が七五件となっています。日本では脳死での提供者数は約年間四〇件ですが、アメリカでは提供者数は約八千件です。

脳死という概念が日本ではまだまだ受け入れられていないようにも思えます。

心臓死とは、心臓が止まって、呼吸が止まって、そして体が冷たくなる状態です。誰もが死を理解できます。ところが、そこまで待っていては、臓器の損傷が進むので臓器を移植用に再利用できません。腎臓以外の臓器、心臓や肝臓や肺などは、心臓が動いていて、体が温かい状態で取り出す必要があります。そこで明らかに回復不能な脳の損傷を脳死として、それを「死と受け入れることができる」環境では、臓器移植に利用しましょうという考え方です。

僕は移植免疫学が専門です。僕は臨床の移植はしていません。マウスの実験を行って、世の中に役に立つ情報を発信しているのです。そんな移植免疫学が専門の僕ですが、娘が脳死になったときに、即座に「脳死だから娘の臓器を提供します」とはいえないように思えます。死を受け入れるのには時間が必要です。心臓が動いていて、呼吸していて、そして温かい体なのに、死んでいるとはなかなか理解できないように思えるのです。

移植免疫学が専門で、アメリカで移植手術に参加していた僕でもその程度の理解です。一般人がなかなか脳死を受け入れられないのは、ある意味当たり前なのです。でも、今回の親御さんのコメントのように、その場になって、僕も家族の脳死を受け入れることができれば、もちろん臓器提供するでしょう。

僕が死んだら、僕の臓器を再利用してもらうことは、僕自身は賛成です。でもそれは家族が決めることと思っています。僕の生前の意思を尊重して、脳死という死を家族が受け入れてくれるもよし、また心臓死となるまで僕の死を受け入れられないのであれば、脳死を受け入れる必要などまったくありません。

脳死という、普通では理解できない死の定義は、移植を受けたい患者さんのためにあるのではなく、ましてや移植をしたい医療従事者のためにあるのでもなく、移植という究極の社会貢献に参加したい人のためにこそあるのだと思っています。

ストレスと休養

北海道新幹線の試験走行が二〇一四年十二月一日から始まりました。

東北新幹線「はやぶさ」は東京から新青森間を三時間以下で結びます。二〇一六年には函館までつながり、なんと東京から函館が四時間そこそこになるそうです。

僕が子供の頃は、東京から函館に行くのは大仕事でした。一番速い特急でも東京から青森が八時間、そして青森から函館が青函連絡船で約四時間の船旅でした。青森駅での乗り換えは、演歌「津軽海峡・冬景色」の世界そのものでした。合計で十二時間以上の長い、長い「旅」でした。二〇一六年には、四時間、つまり乗り換え時間を含めなくても、昔の三分の一の所要時間で到達できるのですね。

今年、青森に学会で出張しました。僕は日帰りを選びました。片道三時間ですから十分に日帰りできます。たまたま乗せてもらったタクシーの運転手さんに、「東京が近くなっていいですね」と声を掛けたら、「多くの人が日帰りで、泊まる人が減ったので、町や観光業にとっては、ありがたくはありませんね」とのお返事でした。

確かに、そうですね。昔のように片道八時間もかかれば、当然一泊したでしょう。一泊したかもしれません。また、時間を節約するには寝台夜行列車などといった選択肢もありました。昔のそんなのんびりとしたのどかな「旅」は、ある意味心安らぐ時間でもありました。

その上、昔は携帯電話がありません。遠方に出張に行くときは、その時間がある意味、自由な時間でした。仕事からまったく解放される時間でした。今は、どこにいても携帯電話がつながります。本当に便利です。便利すぎます。いつでも仕事ができるようになりました。いつでも、どこでも仕事をせざるを得なくなりました。そして、移動手段も高速化し、息つく時間もなく、働ける世の中になりました。

最近は、僕の外来にも、心の病で漢方を求めに来る人や、また医療相談に来る人が増えました。以前は、怠け癖のある人が増えたのではと思った時期もあります。でも、たくさんお話を伺い、そして困っていることの内容を知り、実際の生活状況がわかると、ストレスの多さは、昔に比べて格段に増加していることを実感します。高速な交通手段がなく、携帯電話もないひと昔前は、また幸せなときでもあったのです。

ストレスは人の体を蝕みます。体に障害を及ぼすようなストレスは避けるべきです。一方でストレスに強い体を作る努力も大切です。ストレスに強い体を維持する努力も大切です。人は少し休むと心と体が回復してまた少々のストレスには打ち勝てるようになります。ところが、そんな休む時間が削られたり、なくなると、ちょっとしたストレスでも体は壊れてしまいます。上手にストレスを発散する時間を持てる人、そんな能力がある人は、相当なストレスを受けても、それを受け流せるので滅多に心の病気にはなりません。羨ましい限りです。

しかし、いくらストレスに強い人でも、限界を超えると壊れます。ストレスで病んで壊れそうな体には、なにより休養が大切です。そして休養は、ただ単なる時間の経過だけでも十分過度なストレスを減らすことができます。そして、休養は、またストレスには強い体を作ることができます。適度のストレスを楽しみ、そして適度の休養でストレスにより強い体を作りましょう。

昔の、携帯電話もない、そして時間がかかる出張は、ある意味ストレスを減らす絶好の機会であったかもしれません。寝台列車にお弁当とおつまみと、ビールを買って乗り込み、レールと車輪が奏でる音を聞きながら、闇の中に浮び、そして過ぎゆく光を眺めることは、心安らぐひと時でもありました。

そんな時間がなくなったのですね。ストレス社会といわれる所以です。ストレスに強い体を作るにも限界があります。壊れる前に上手にしっかりと休養をとりましょう。体の休養とともに、心の休養がなにより大切です。

ストレスに柴胡桂枝湯《さいこけいしとう》

『腰痛の八五％は原因不明、ストレスが関係』というネットの記事が目にとまったので、そのことに関するお話です。

僕は漢方の本を一般向け、または医師向けに二十冊以上書いています。でも十五年前までは漢方嫌いな西洋医だったのです。ところが、二〇〇二年から日本で初の保険診療でのセカンドオピニオン外来を帝京大学医学部附属病院で始めて、転機が訪れました。どんな領域でも僕でよければお話を伺ったのです。そうすると、なんと今の西洋医学では治療できない、そして診断できない患者さんがいかに多いかということに気付かされました。

それまでは、血管外科の専門医として、自分の領域の病気かどうかを判断し、そうであれば治療の選択肢を提示する。そうでなければ、その理由をお話してお引き取り願うという、西洋医学の専門医としては当然の振る舞いを演じていました。

つまり、僕が治せる可能性がある疾患しか対応しないので、どれだけの患者さんが実は悩んでいるかなどは、ある意味「どうでもいいこと」だったのです。だって、そこに興味を持っても、所詮自分では治療できないのですから。

ところが、血管外科というのは、動脈や静脈、そしてリンパなどの病気を扱うのですが、その専門の内科の先生はまだまだ少ないのです。つまり、僕たち外科医が、外科治療が必要ないような患者さんも診察しています。すると、ほかの診療科で診断がつかず、治療が難渋しているような訴えの患者さんが、「もしかしたら血管外科領域の疾患ではないか?」と考えて、僕の専門外来に来られます。しかし、そういう患者さんの大多数は、血管外科の疾患ではないのです。いつものように、その理由をお話してお引き取り願おうとすると、「先生、ほかの先生は誰も診てくれないので、なんとか治療してもらえませんか」と懇願されました。そしてそんな患者さんが何人も続いたのです。

そんなときに、漢方薬に興味を持ちました。理由は簡単です。日本では漢方薬が保険適用だからです。そして漢方の勉強を始め、漢方の名医である松田邦夫先生（松田医院、駒込）に教えて頂く機会に恵まれました。さて、西洋医学の補完医療として漢方を使用すると、結構有効なことがあります。しかし、大切なことは、「西洋医学の補完」という文言です。西洋医学で困っている患者さんに漢方薬で対応しようという立ち位置です。

すると、西洋医学的には整形外科的疾患も血管外科的疾患もない腰痛の患者さんに、漢方薬が奏功することをたくさん経験しました。漢方薬は歴史の知恵の集積です。今どきのサイエンスからはまだまだ遠いのですが、経験知は豊富です。昔から、ストレスに起因する腰痛には「柴胡桂枝湯《さいこけいしとう》」が有効といわれています。漢方薬は人それぞれで処方が異なりますが、まずストレスによる腰痛には柴胡桂枝湯《さいこけいしとう》が効くことが多いという経験知です。

僕はたくさんのストレスによる腰痛がある患者さんの訴えを楽にしています。僕の以前からの疑問は、腰痛患者さんのどのくらいがストレスに起因するものだろうということでした。だって、僕の外来には、西洋医学で困った腰痛の人しか来ませんので、腰痛全体という母集団での判断が僕にはできません。

そんなときにストレスによる腰痛が八五％というネットの記事を見て、やっと現状が把握できた次第です。大切なことは母集団が何かということです。がんは治療しなくても長生きするという論調のときは、母集団が何かを見極めて議論を進めるべきです。無治療で長生きする人がまれであるのか、過半数を超えるのかということです。「私は、○○で患者を治した！」と誇っても、それがまれであればあまり意味を持ちません。そして、全腰痛患者の八五％がストレスが原因であれば、むしろ漢方薬を整形外科の先生が積極的に使うという選択肢も登場しますね。

今、よいと思われること

二〇一四年十二月十四日の衆議院議員選挙は、連立与党である自由民主党と公明党の圧勝でした。多くの国民がいわゆる「アベノミクス」を支持した結果となりました。そして日本の議院内閣制としては、極論すればなんでもできる三分の二以上の議員数を占めました。どんどんと「よいと思われること」を行って頂きたいと思っています。

しかし、言葉を返せば、何でもできる状況で何も成果が出なければ、それは大問題となります。特に、一〇％への消費税増税を控えて、議員定数の削減は当然に行うべきと思っています。諸外国と比べて多いといわれている国会議員の数ですので、僕の個人的意見は、衆議院議員、参議院議員とも今の半数でいいと思っています。

「今、よいと思われること」を精一杯やらざるを得ないのが政治です。そして経済もそうでしょう。でも結果は近い将来に出ます。結果が出なければ、国民の今回の選択肢は間違いであったとなりますし、結果が出れば、日本全体にとってすばらしいことです。

医療も実は、「今、よいと思われること」を精一杯やっているのが実情です。僕は、医療は人体実験で日々進歩していると思っています。今困っていることへの対応はすぐにわかります。今の痛みを楽にしてくれとか、命にかかわる出血を止めてくれといった訴えです。何が正しい医療か、どんな処置が正しかったかは比較的判断しやすいと思います。政治でいえば、東日本大震災で今も避難生活を送っている人々にどう対応するかとか、前述の国会議員の定数削減などですね。やろうと思えばすぐにできます。

一方で日本の経済活力をどうやって復活させるのかとか、高齢者が益々増加する今後の日本社会のあり方をどうやって描くのかとか、貧富の差が広がっていると感じられている状況をどう是正するのかなど、長期的に見てやっと結果が出る領域も多数あります。

政治でも、いろいろな意見が必要です。絶対安定多数の連立与党に自分たちが正しいと思っていることをきちんといえる政党が必要と思っています。そして、政権には緊張感が必要でしょうから、失敗すれば政権交代がいつでも起こり得るという状況、そして、そのときに政権を担う政党も必要です。医療でも同じことがいえます。「今、正しいと思っていること」をやっている医療従事者は常に、もしかしたら間違っているかもしれないと思う心の余裕が必要です。そして、違った意見がしっかりと発言された方が、自分の行っていることの精一杯の正当性を考え直す機会になります。

医療はある意味、専門性が必要です。その結果閉鎖的なものになります。だからこそ正しい批判者が必要です。そんな存在が、異端と思われる意見のこともあります。僕もときどき、ちょっと疑問を提示しています。また、近藤誠先生のように極端な意見を述べる人も増えています。それが正しい進歩の方向と思っています。そして、一方で「アンチ近藤誠」の意見も出ます。それでいいのです。いろいろな意見が出ることが健全なのです。

近藤誠先生の意見は、以前は、外科医は見向きもしませんでした。手術できるがんを手術しないという選択肢は受け入れがたいものでした。ところが、最近たくさんの外科医と話をすると、「手術をしないでも、生きている患者が実はまれにいる」ということを耳にします。手術も含めて何もしていないこともあれば、手術はしないが放射線治療や、抗がん剤治療を行っている場合もあります。つまり、「近藤誠のいうことは嘘だ！」といった論調から、「近藤誠のいう例はまれだ！」といった論調に変わってきています。僕の興味はその「まれな頻度」を正確に知りたいのです。

高速逆走事故

八十八歳の男性が高速道路を逆走して接触事故を起こしたというネット記事が目に留まりました。

この事故では、死者はいなかったものの、負傷者は数人出ています。最近は、高齢者の方が高速道路を逆走するという事故がたくさん報告されています。危険で、迷惑な行為ですね。高速を逆走するなんて。

この通常ではあり得ないと思われることを、実は僕自身も二〇年前のイギリスで経験しています。それも、自分が高速道路を逆走してしまったのです。一九九三年からイギリスのオックスフォード大学に移植免疫学の大学院生として五年間留学しました。そのときの出来事です。イギリスでは基本的に高速道路は無料です。そして幹線道路も二車線でまるで高速道路と同じような作りの道路が多数あります。その田舎道の二車線の高速道路を逆走してしまったのです。ある村を尋ねるために車を運転していて、道に迷いました。細い道を進むとT字路となり、太い道路にぶつかりました。右折禁止の標識はあったのですが、車がまったく来ないので、これ幸いと、右折したのです。対向車と何回かすれ違いました。イギリスは欧米の多くの国とは異なり、日本と同じく車は左側通行です。ですから、左車線を走ります。隣に乗っていた家内が「対向車のご婦人がビックリした顔していたよ」といいます。またほかの車とすれ違います。「運転していた紳士がなんだかすごく怒ってたよ」といいます。そして、遥か前方から僕の真正面に向かって走ってくる車を二台見つけました。そこで、やっと二車線の高速道路を逆走しているのではないかという一抹の不安が生じました。路肩に車を止めると、すべての車は僕たちと反対方向に走ります。少し離れたところに二車線の幹線道路が別に走っていました。そちらが、本来走るべき道だったのです。運よく命拾いしました。

認知症の方は判断能力が低下します。ですから、僕が間違えたようなことは、もっと頻繁に起こるのだろうと想像できます。認知症のドライバーには免許の更新を控えるように指導が行われているそうです。しかし、僕の母の経験では、長谷川式簡易知能評価スケールなどの認知症の検査をしても、母は正常範囲でした。でも本人自身が、「なんか昔と比べて、変なのよね」といっていました。そしてやや遅れて、正真正銘の認知症を患いました。判断力の低下を早期発見し、そして危険運転の可能性を取り除くことは、これから超高齢社会となる日本では大切な安全管理の一つです。

また高齢者だからこそ車が必要だという患者さんも多数います。まったく認知症がない、判断力の低下のない高齢者も多数います。一方で、若年で発症する認知症もあります。運転免許の取得・更新の時点で、判断力の検査を正確に行うシステムが必要と痛感する今日この頃です。

そして、認知症でなくても、僕のように、逆走することもあり得るのです。本人には実はまったく悪気はないのです。僕も故意に逆走したわけではありません。医学的に認知症とは判断されない状態でも判断能力は低下します。飲酒運転でも判断能力は低下します。そして違法薬物でも当然に判断能力は低下します。高速道路の逆走は重大事故の危険を孕むので、逆走事故防止の二重、三重のシステムが必要な時期と思っています。日本では出口からしか逆走できませんので、出口にゲートを設けるなどの対策が必要になると思います。もしも逆走しそうになっても、逆走できないシステムの構築が実は大切な安全管理と思っています。これをフェイルセーフといい、つまり誤作動した場合でも安全に保たれるシステムです。

医療はこのフェイルセーフの構築に日々努力しています。一九九九年アメリカの医療の質に関する委員会が"To Err is Human: Building a Safer Health System"（人は誰でも間違える。より安全な医療システムの構築を）と題する報告を出しました。この報告書では年間四万四千人が医療事故で死亡しているとされています。その死亡率を減らすために、二重、三重の安全システムを作ることが大切だと提案しているのです。医療に限らずフェイルセーフのシステムは大切ですね。

フェイルセーフシステム

一九九九年にアメリカで発表された“To Err is Human: Building a Safer Health System”（人は誰でも間違える。より安全な医療システムの構築を）の報告書によれば、年間四万四千人がアメリカでは医療事故で死亡しているとされています。アメリカの人口は日本の約二倍ですから、日本でも同じことが起こっていると仮定した場合、年間二万人近くが医療事故で死亡されていることになります。交通事故の死亡数は、最近では年間五千人を下回っていますので、交通事故死の四倍以上が医療事故での死亡という推測値になります。

日々臨床に接していて、日本では交通事故死の四倍も医療事故死があるとは僕にはとても思えません。統計上の問題もあるでしょう。どういう死亡例を医療事故として計上するかで、統計の値は変化しますから。

ちなみに、平成二十五年度の死亡数は一二七万人で、死因の第一位は悪性新生物、いわゆる「がん」で三十六万五千人、第二位が心疾患で十九万七千人、第三位が肺炎で十二万四千人、そして第四位が、しばらく三位を維持していた脳血管疾患が一つ順位を落として十一万九千人です。そうすると、二万人という数字は二％弱ですから、医療事故という概念を精一杯広げれば、そうなるのでしょうか。

実際に、臨床に携わっている医療従事者としてはそうであるとは思いたくないですね。そしてアメリカのこの発表も十数年以上前のものです。単純なミスでは、その後の不幸な連鎖が起こらないようなシステムを医療現場では日夜、一生懸命開発されています。一つのミスで重大事故につながらないようなシステムをフェイルセーフといいますが、医療では特にそのシステムの構築が重要です。

イギリスで、高速道路を逆走した経験がある僕ですが、実は研修医の頃、麻酔でもミスを犯しています。ほかの病院での手術に麻酔医として呼ばれました。確か胃がんの手術だったと思います。いつも通りに手術は進行し、きわめて手際よく進みました。手術終了近くになると、手術終了後に麻酔から早く覚めるように、ガス麻酔の濃度をゼロにして、そして酸素を一〇〇％にします。そのときに、ミスが起こりました。この病院の麻酔器は旧型で、日頃僕が使用している麻酔器とは異なり、酸素と笑気ガスのスイッチの配列が反対で、さらに酸素をゼロにもできるようになっていたのです。その当時、麻酔の研修を日々行っており、いつものように、酸素を一〇〇％に、笑気ガスを０％にしたつもりでした。日頃なれている動作を行ったのです。ところがその機器ではスイッチが逆で酸素がゼロになっていたのですね。

そんなときに、術者であった尾形佳郎先生（栃木県立がんセンター名誉病院長）から、「おい、新見！ 血が黒いぞ。酸素オフになっているだろう」と淡々とした口調で指摘されました。確かにその通りでした。僕はとても慌てましたが、すぐにスイッチが逆であることに気が付き、何事もなく手術は終了しました。尾形先生が、そのちょっとした異常に気が付いてくれなければ、僕の医者人生はあの時点で終わっていたかもしれません。尾形先生が僕にとってのフェイルセーフシステムだったのです。尾形先生からは特段お叱りを受けることもありませんでした。そして尾形先生はその出来事をとうに忘れているでしょう。でも僕には忘れられない想い出です。そして僕も術野の血の色にいつも注意するようになりました。

昔は、このように職人気質なベテラン医師の経験知でたくさんの医療事故を未然に防いでいました。今でも経験知は必要です。しかし、経験が浅いチームが医療を行っても、そして単純ミスが一回起こっても、重大ミスにつながらないフェイルセーフシステムの構築が大切です。麻酔器のスイッチの順番は統一され、かつ酸素は必ず必要量は流れるように、つまり決してゼロにはできないように、現在では安全対策が施されています。

医療は人が行うものですから、いくら努力をしてもわずかなミスが生じます。そのミスが重大事にならないように医療サイドはフェイルセーフシステムの構築に日々努力しています。日本の医療は世界に冠たる医療と思っています。

僕のインフルエンザ対策

毎年一月になるとインフルエンザが流行っているとの報道を目にします。確かに火曜日に僕が外来を行っている板橋区の公益財団法人愛世会愛誠病院でもこの季節はインフルエンザの患者さんが散見されます。一方で、僕の大学の外来に漢方の勉強に来ている総合診療医の先生に聞くと、「大した流行ではないと思いますよ」という返事が多いです。では、実際に毎年どのぐらい流行しているのでしょうか。

日本では五千ヵ所の定点ポイントからインフルエンザの患者数が国立感染症研究所に報告さ

れるシステムになっています。

インフルエンザ流行レベルマップというのが研究所のHPから閲覧できます。基本的に毎週更新されています。そのなかの日本地図上で、ある地域をクリックするとその部分が拡大され、もう一度クリックすると都道府県別に、そのなかの保健所の区域別の流行状況が色で表示されます。赤は警報で、黄色が注意報です。

僕が住んでいる東京を見ると、二〇一五年一月三十日更新の情報では、東京都全体は薄い赤で、そして東京23区の多くは黄色の注意報レベルです。九州はほぼ真っ赤。一方で北海道は赤の地域もあれば、なんと白の地域もたくさんありました。見ているだけで面白いですね。

僕が知りたいもう一つの情報は、感染した人の何割がインフルエンザの予防接種を受けていたかです。僕のまわりには、予防接種を受けたにもかかわらず感染した人が少なからずいます。そんな人がどれくらいの割合かを知りたいのですが、なかなかわかりません。厚生労働省のHPにあるインフルエンザQ&Aのページには「インフルエンザワクチンは、感染後に発病する可能性を低減させる効果と、発症した場合の重症化防止に有効と報告されており、日本でもワクチン接種をする方が増加する傾向にあります」とあります。この文言からは国は予防接種を強く推奨しているようには受け取れません。

　患者さんから相談されると、僕もこのように話しています。免疫力を上げることは基本的に無理と思っています。テレビや新聞などのマスメディアが免疫力の向上といった文言を使用し、僕もついついそんな言葉を使ってしまいますが、それは「健康力の向上」であって、本当に免疫力が全体にアップしてしまうと、自分の体を攻撃する自己免疫疾患の増加につながります。特定の病原体に対する免疫力の向上が大切なのです。それはワクチンで達成される可能性が高いのですが、インフルエンザの場合はまだまだ発展途上のワクチンといったイメージです。一番上手くいったワクチン戦略は天然痘のワクチンである種痘で、こちらはＷＨＯ（世界保健機関）が一九八〇年に天然痘の根絶宣言を行っています。種痘に比べると、インフルエンザワクチンはなんともお粗末で、接種しても感染率の低下と発症後の重症化を防ぐことが期待されている程度ですから。

　さて、僕のインフルエンザ対策をご紹介します。マスクはしません。患者さんとお話するのが大切な仕事の一つですので、マスクをしていたのでは仕事がはかどりません。手洗いは病院では行っていますが、自宅では特別やりません。うがいはしません。その代わりに携帯用ポットにコーヒーを入れて、ちびちびいつも飲んでいます。患者さんを一人拝見するたびに飲んでいるといった頻度です。僕はコーヒー中毒と自負しています。コーヒーの飲み過ぎは体には悪いのかもしれませんが、僕にはこれがあっています。なにより、規則正しい生活とバランスのよい食事を心がけています。免疫力を下げないことがなにより大切なのです。

もしも、ぞくぞくしたり、咽がチクチクしたら、すぐに葛根湯《かっこんとう》を内服しています。葛根湯《かっこんとう》は僕のような体格がややがっちりタイプ用のかぜ薬で、もっとがっちりしたタイプには麻黄湯《まおうとう》、中肉中背からやや華奢なタイプであれば麻黄附子細辛湯《まおうぶしさいしんとう》、とっても華奢なタイプの人には香蘇散《こうそさん》を勧めています。

インフルエンザに罹っていても発症しない状態があります。これを不顕性感染といいますが、それがインフルエンザに対する一番の特異的な免疫力の向上方法と思っています。そんなことを願いながら日々コーヒーを飲みながら診療をして、何かあれば葛根湯《かっこんとう》を愛飲しているのです。

僕の考える健康によいこと

三〇年間の臨床医としての経験から、やっと最近わかったことは、個人個人の健康にとって本当によいことはなかなかわからないということです。こんな思いが僕の連載や書籍や講演の根底にあるのです。でも医療は着実に進歩します。ある集団にとっては、こんなことをした方が長生きや、病気のリスクの軽減、病気と付き合うのによさそうだといった臨床研究がたくさん報告されています。ただ問題点は、その集団がすべての集団の代表ではなく、所詮ある特定の集団でしかないのです。ちょうど自分がその集団とぴったり一致していれば、その結果は相当信頼できるものになります。しかし、なんとなく同じ、また結構違う集団での結果であれば、どこまで自分に当てはまるかはわからないのです。

その上、もしもほぼ自分と似た集団の結果が得られたとしても、やっぱり人はそれぞれなのです。まったく自分と同じ人はいません。一卵性双生児は遺伝子がまったく同じ上に、まったく同じ時刻に生まれてきます。ちょっと生まれるタイミングに前後はありますが。でも死ぬときは異なります。死ぬ病気もそれぞれです。一卵性双生児ですらそうなのですから、自分と似た集団と思ってもその結果を鵜呑みにはできないですね。ましてや、ある人の成功談が自分に当てはまるかはまったくわかりません。

そんな不確かなことが続くのでは困ります。そこで医療情報をビッグデータ化して、少なくとも保険診療で得られる情報は国としてしっかり蓄えて、幸せに長生きした人と相関するいろいろな因子を探し出すことは医療を進歩させるという意味ではなにより必要だと思っています。また不要な医療を探し出すためにも有意義です。しかし、それらのデータは僕たちが死ぬときに後世に残すものであって、世の中がその恩恵を受けるにはずっと先の話になります。

「では、医療は何をやっているんだ！」ということになります。それは今まである情報から、精一杯よいと思うことを行っているのです。「では、お前は何をやっているんだ？」とお叱りを含めて、尋ねられることも多々あります。そんなときに伝える、健康に生きるために僕が思っていることのメッセージが以下です。ここには臨床データというよりも、僕の経験から得られた直感が満載です。でも、こんな思いを心に持って、そしてこれがより正しいのか、それとも間違っているのかを日々の臨床の実感と、研究論文の閲覧などで調べているのです。

そんな僕の考え方の核になる思いをカ条書きにしてみました。

①ともかくリラックスが大切。
②ストレスをなるべく減らす。またストレスに強い体と心を作る。
③内臓脂肪は一〇〇㎠未満に。
④じとーっと汗をかくような散歩を毎日する。
⑤一つ上には階段で行こう。
⑥こまめに動く。同じ姿勢は長く続けない。
⑦一日一回はお腹が鳴るように。
⑧炭水化物は少なめに。
⑨ともかくバランスよく、いろいろなものを食べよう。
⑩冷たいものはあまり食べない。
⑪起きる時間はだいたい一定に。あまりの寝坊はしない。
⑫サプリメントは不要、またはよいと体感できるものを一つだけ。
⑬西洋薬はできる限り少なく。でも必要なものはしっかり使う。
⑭タバコはできることなら控える、止める。

⑮お酒は飲み過ぎない。眠るための飲酒は厳禁。
⑯睡眠薬は使用しない。少なくとも連日は飲まない。
⑰採血や検査の数値に一喜一憂しない。
⑱健康に老化することを心がける。ある程度の老いは受け入れる。
⑲自分は運がよいと、思い込む。

こんなお話をこれからポツポツしていきたいと思います。また、ほかのお話もします。面白い出来事に関した医療者としての思いも綴ります。もっと興味のある方は、拙著『死ぬならボケずにガンがいい』（新潮社）を読んでください。

ちょい健康デブが長生き

『「肥満は病気」提唱─日本のメタボ対策海外へ』という医療記事が気になりました。

いろいろな見方が好きな僕です。いろいろな考え方があることをいつも提唱している僕です。

医療は人それぞれの要素が強いといつもメッセージを送っている僕です。そんな僕的視点から肥満についてお話したいと思います。

この記事タイトルだけを見ると、「肥満は必ず病気」と思えます。しかし、記事のなかで「肥満は病気」を提唱している日本肥満学会の春日雅人理事長のコメントには、「肥満は世界的に増えているが、外国ではリスク要因とは捉えても、一定の条件にあてはまれば病気だという発想がない。糖尿病や高血圧の治療は行っても、肥満の治療を行わないから根本的解決にならない」とあります。つまり、肥満で一定の条件にあてはまれば病気なのです。肥満者が全員病気とはいっていません。一定の条件にあてはまらなければ、病気ではありません。その点がとても大切に思えます。

では、一定の条件とはなんでしょう。厚生労働省のＨＰを見ると詳細に、わかりやすく書いてあります。その出だしはこうです。「ＢＭＩで肥満と判定されても、すぐに治療をはじめるわけではありません。医学的に減量を必要とする肥満を「肥満症」といいますが、肥満症は、次の二つの場合です」とあります。一つ目は、ＢＭＩが25以上で、肥満に原因があるか肥満に関連していて、減量を必要とする健康障害を伴うものです。ＢＭＩは体重（kg）÷身長（m）÷

身長（m）です。

そして肥満に関連する健康障害は、

①耐糖能異常・2型糖尿病
②脂質代謝異常
③高血圧
④高尿酸血症・痛風
⑤脂肪肝
⑥冠動脈疾患
⑦脳梗塞
⑧骨・関節疾患
⑨睡眠時無呼吸症候群・ピックウィック症候群
⑩月経異常
⑪肥満妊婦
⑫心理的サポートが必要な肥満症

です。今病気があって、減量すればその病気から解放される、または相当軽くなる症状が並んでいますので、これらの疾患を有する肥満は、病気であると考えるのは当然ですね。

さて、「肥満症」の条件の二つ目です。「BMIが25以上で、上記のような健康障害はなくても、検査によって内臓脂肪型肥満症と診断されたもの」とあります。そして、それを知るためのスクリーニング方法が、立って息を吐いたときのへその周囲のサイズが、男性では八五cm以上で、女性では九〇cm以上です。そして確定診断は、CTスキャンによる測定で、へその断面積で内臓脂肪が一〇〇cm²以上です。

したがってBMIが25以上でも、前述の二つにあてはまらなければ、肥満症という病気ではありません。ここがなにより大切です。つまり、今、肥満による病気がなくて、そしてCTスキャンによる内臓脂肪の量が一〇〇cm²未満であれば、病気ではないのですよ。そういう人は「健康デブ」ということになります。

この二つ目の条件は、メタボリックシンドロームの最初の基準と同じです。そしてこれを満たすと、二番目の診断基準に進みます。そして脂質異常、高血圧、高血糖の項目で二つ以上が異常値になるとメタボリックシンドロームとなります。ここで高血圧と高血糖は、通常よりもきつめの設定になっています。最初の基準の正確な診断はCTスキャンです。

僕は肥満を一生懸命研究している先生方が間違っているとは思っていません。彼らのメッセージが正しく反映されていないのです。つまり、へその周囲径だけで、メタボリックシンドロームを心配している人は、是非CTスキャンで正確な内臓脂肪の測定をしてください。そして、内臓脂肪が一〇〇㎠未満であれば、まずメタボリックシンドロームではありません。そして、肥満による病気がなければ「肥満症」でもないのです。つまり「健康デブ」なのですよ。

実際に、国立がん研究センターの男性十六万人を平均十一年間追跡した調査では、全死因でもっとも死亡率が少なかったのは、なんとBMIが25〜26・9のグループです。このグループは肥満に該当するグループなのです。

つまりこの結果からは、男性では「ちょい健康デブ」がもっとも長生きということになります。

もっと知りたい方は僕の本『長生きしたけりゃデブがいい』（SB新書）を読んでください。

そしてこの本を上梓してから、肥満の患者さんが僕の外来に急増し、そして公益財団法人愛世会愛誠病院（板橋区加賀）に肥満合併症治療入院を導入しました。七泊八日の入院プロジェクトです。この入院の目的は、肥満による病気のチェックと指導、そして肥満自体への対応は内臓脂肪を一〇〇㎠未満にすることに主眼が置かれています。もちろん治療なのですから医療保険が効きますよ。

大阪都構想からの救急車問題

大阪都構想の賛否を問う住民投票の開票速報を久しぶりに楽しく見ていました。午後九時の開票開始後から接戦を演じ、開票速報の数字では、大阪都構想の賛成がほんの少し優勢で推移していましたが、最後に反対が賛成を上まわるという結果に終わりました。

大阪府は約九〇〇万人の住民がおり、都道府県では東京都、神奈川県に次いで第三位です。一方で面積は小さい方から数えて、香川県に次いで二番目です。そして人口密度は東京都に続いて第二位となります。そんな小さな大阪府にたくさんの人々が住んでいるのに、そのなかに人口が約三〇〇万の大阪市があります。そして大阪市が二・九兆円、大阪府が五・三兆円の赤字を抱えているそうです。そんな数字を見ると、二重行政の大阪市を廃止して、そして東京の特別区のようにした方がよいように思えます。ただこれは僕の直感です。

ともかく、大阪都構想の賛否を問う住民投票が行われ、大阪市存続を希望する人が七〇万五五八五票、大阪都構想に賛成する人が六九万四八四四票でした。この住民投票には法的拘束力がありますので、これで大阪市は存続と決まりました。橋下徹市長率いる維新の党の落胆と、対する自民、公明、民主、共産の四党の喜びようは対照的でした。また、中央政界の反応も微妙で、東京都民の僕には、それぞれの裏にあるであろう思惑を勝手に想像するとなんだか想像力が倍増し、面白い時間を過ごしました。

今回の住民投票の結果は出ましたが、問題は大阪の赤字財政をどのように改善するかです。そのための大阪都構想であって、もしも反対するのであれば、今後どのように財政再建を進めていくかを示さないと、進歩はありません。古い価値観に挑んだ風雲児の橋下徹氏が巻き起こした嵐は、ある意味で多くの賛同を得ました。民主主義という過半数で最後は物事を決するシステムでは敗北しましたが、投票者の四九・六%が支持したことも大切な事実です。今後、大阪がどうなっていくのかを、東京都民の僕は門外漢として楽しみに見守ります。

さて、医療の財政問題では、救急車の有料化の議論があります。僕は、救急車の有料化には賛成です。これも目的は救急車の有効利用です。「限りある医療資源をうまく活用する」という目的を達成するための一つの作戦が救急車の有料化です。ほかの方法で救急車の有効利用ができればそれでいいのです。大切なことはいろいろな知恵や案や方策が出て、そしてそれを議論し、よりよいシステムを作り上げることです。特に社会保障は「みんなのお金」で成り立っています。「みんなのお金」をより適切に使用するシステムをみんなで考えることが大切なのです。完璧な方法はなかなかありません。救急車は無償であることが基本です。しかし、救急車をタクシー代わりに使用している不埒な人々が少なからず存在することも明白な事実です。そしてその不埒な人々がひと昔前に比べて、増加していると僕は思っています。そこで、基本的に救急車を有料化し、そしてタクシーより高い金額を設定して、タクシー代わりの人々を抑制しようという作戦です。ただそれだけではお金がない人には不利益になります。そこでそんな方々を救うシステムを構築すればいいですね。救急搬送後に複数の医師が救急車の使用は当然必要と認めればお金は請求されないとか、または、後日、書類を作成して救急車費用の返金を受けるとか、いろいろな方法があると思います。

また、一方で救急車は当然に無料であるべきだから、少々不埒な人々がいても、救急搬送体制を維持できるように救急車や救急救命士を増やそうというのも別の解決策ですね。そこにはお金が必要ですから「みんなのお金」から捻出することになります。何かを犠牲にして救急体制を維持するのか、それとも「みんなのお金」を増やすために増税などするのか、その点もいろいろな方策がありますね。

僕はいろいろな意見が出て、みんなで解決策を考えるのが民主主義と思っています。そして十分議論を尽くしたときには、多数決による意志決定も必要でしょう。今回の大阪都構想の住民投票は僕にとっても民主主義を考える貴重な機会になりました。

異質な人

二〇一五年五月二十二日、アイルランドで同性婚の是非を問う国民投票が行われました。その結果は、賛成多数となりました。賛成が六二・〇七％、反対が三七・九三％との結果です。

オックスフォード大学に留学していた一九九三〜一九九八年まで、何度か仕事と観光でアイルランドを訪れました。人口の八五％がカトリック教徒の国だそうで、長い伝統と歴史を感じる町が首都のダブリンでした。郊外は、緑が多く、爽快なイメージがあります。でも冬は結構暗く、長い夜でした。そんなアイルランドでは一九九三年までは同性愛は犯罪だったそうです。今でも同性愛が犯罪として裁かれる国があります。同性愛に死刑が適用される国もあります。一方で、同性婚が合法となった国は今回のアイルランドが二〇ヵ国目だそうです。僕には伝統に縛られていると感じていたアイルランドが、今回の国民投票で、六〇％以上が賛成に票を投じたことはちょっと驚きでした。でも、すごいですね。

僕は人の生き方はいろいろあっていいと思っています。他人に迷惑を掛けなければ、特段問題はなく、各人の自由という立場です。いろいろな家族があっていいと思っています。日本で伝統的な家族構成は、祖父祖母、両親、子供たちという三世代のものでしょう。でもそんな伝統的な家族構成も今や減少し、核家族が多くなりました。両親と子供だけ、そして年寄り夫婦だけ、または配偶者と死別し老人独居といった光景はありふれたものになりました。人はいろいろな人生を歩みます。無理に伝統的な家族構成にこだわる必要はないと思っています。子供がいない夫婦は八〜一〇組に一組といわれています。シングルマザーの家庭もあるでしょう。

シングルファーザーの家庭もあるでしょう。外国人が配偶者の家庭も珍しくはなくなりました。結婚しない人生ももちろん一つの選択肢です。僕にはそんな家族の延長に、同性婚があってもいいと思っています。

一方で同性婚を拒否する人たちもたくさんいます。反対意見の一つは、少子化が進むとの意見です。そうであれば、結婚しない人生も同じく否定されるべきですし、不妊の夫婦は、問題がある相手ではなく、子供を作る能力がある相手と再婚すべきだという極端な意見も完全には否定できなくなります。しかし反対意見の多くは、直感的に「なんか変だ」というものではないでしょうか。それは、僕には差別に思えるのです。そんな差別がなくなるためには、同性婚が法的に認められることも一つの選択肢に思えますし、僕は大賛成です。

今回のアイルランドでの国民投票の経過で感じたことは、否決されたときの一抹の不安感です。「自分とは異質な人」を受け入れるかどうかを、過半数の民意で決めることが本当に正しいのだろうかと僕は思っています。もしも否決されたときに、本当に同性愛者の方々の結婚を認めないことが正しい選択肢なのでしょうか。人が生きる上での基本的価値観は尊重されるべきと思っています。日本国憲法に国民の人権を守る条文がたくさん並んでいるのも、国民の生き方を、国家権力でも制限できないほど大切にしたい表れと思っています。

少数者の大切な価値観を、「自分とは異質だ」という理由で、そして過半数で葬り去ることが僕には正しいとは思えないのです。人はみんな違うから、平等が必要だと思っています。人はついつい「自分とは異質な人」を排除したいと思ってしまうのです。ですから敢えて憲法や法律で守られるべきです。そして家庭の道徳として、親が子供に少数者を守る基本的態度を教える必要があるのです。今回のアイルランドの国民投票では、少数者を守るということを大多数が認めた結果となったので、事なきを得ました。

医療に従事していると、外来診療をたくさん行っていると、いろいろな意味での少数者の方々を拝見します。そんな方々を、「自分とはなんとなく異なっている」という理由で排除してはならないのです。自分とは異なっていて変な奴を、温かく見守る優しい社会を願っています。日本が国民投票などを行わずに、少数者を守ることが当たり前の世の中になることを願っています。

認知症の人の繕うという行為

「まさか？」というお話と認知症についてお話しします。

戦後七〇年の終戦記念日が終わりました。昨年亡くなった母の初盆でした。たくさん書きたいことはあるのですが、なにより「まさか？」というお話です。母の認知症が進んでいき、最期は僕のこともわかりませんでした。世話をしている家内のことが最期までなんとなくわかっていたであろうことが救いでした。母の認知症は、本人が以前から「昔と違うのよね…」といっていました。八十五歳ぐらいのときでしょうか。認知症を判断する一つの試験である長谷川式簡易知能評価スケールでは正常範囲でした。でも、本人は自分の変化に少々怯えていたのではないかと思っています。そんなときに人は「繕う」ようになります。自分がちょっとずつ壊れていくのを隠したいという本能やプライドで繕うのだろうと思っています。母も精一杯繕っていたと思います。勉強好きな品のいい母でした。

あるとき国政選挙に行きました。母は投票用紙を記入する段になって、記入の場所で固まってしまいました。母は僕の方を向きます。何かを尋ねたいそぶりをしました。その様子を選挙管理委員の人が見つけて、「個人の判断で記入して下さい。介助者が助言してはダメです」と注意されました。でも本人は固まっています。誰の名前を書いたらいいのか、もしかしたら選挙とは何かもそのときはわからなかったのかもしれません。認知症の人の選挙権に対して考える機会になりました。

最近は詐欺事件が多発しています。オレオレ詐欺などは、母は簡単に騙されるだろうと思っていました。だって、壊れていく自分を繕いたいのですから、少々のギャップは一生懸命、前後の文脈や、経験から繕うのです。だから、認知症の人をしらない人では「なんでそんなに簡単に騙されるのだろう」という理解できないことが起こるのです。そして、それは病院などの諸検査で認知症との診断に至らない人でも、微妙に起こっているのです。「繕う」というキーワードが、老人性うつと認知症の見分け方として大切と思っています。

前に、イギリス滞在中に、二車線の高速道路をなぜか逆走してしまったことをお話しました。今から二〇年近く前の話です。寝不足でも、アルコールや薬物を飲んでいた訳でもなく、自分ではまったく正常な判断能力があると思っていたのですが、なぜか逆走したのです。自分の逆走に気が付いたときは「まさか?」という思いでした。そして、昨日僕のスマートフォンにあるお知らせのＥメールが届きました。僕はiPhoneを使用しています。そのＥメールは「iPhone7のテストユーザーに選出された」といった内容でした。そして九十九円でiPhone6を届けますよということでした。なぜか、それを信じて自分の名前、生年月日、住所、電話番号、メールアドレス、そして希望のパスワードを入力し送信しました。そして次の画面に九十九円を支払うクレジットカードの入力画面に移動し、「もしかしたら…」という疑念が湧き、ネットサーフィンをして、同じような手口の詐欺が多発していることに気が付きました。個人情報はすべて送ってしまいました。幸いだったことは、希望のパスワードにどうでもいいパスワードを記入したことです。今の僕のパスワードはどれも別々のものを設定しています。でも以前は銀行口座からクレジットカード、Ｅメールに至るまで、基本的に同じものを使用していました。もしも、その当時にこの詐欺にはまっていれば、僕の大切なパスワードが簡単に盗まれてしまったことになります。恐ろしいですね。

認知症の母を最期まで看病して、そして認知症の経過を肌身で知ると、認知症の人が「繕う」という行為で簡単に騙されてしまうことにやっと合点がいきました。日頃から詐欺にハマるのは愚かなことだと思っている僕にも、あるときある瞬間には巧妙な詐欺の被害者になりかねないのです。本当に「まさか？」という思いで頭が一杯でした。愚かなことと思うことが自分や自分の身のまわりにも、いつでも起こる可能性があるということを再認識した瞬間でした。

一方で認知症に関する答えは母を送った今でも解決しない問題です。メディアの表面的な発言の多くは本当に介護をしている人には当てはまらないことが多々あります。高齢者がどんどんと増え、そして医療が進歩してお迎えの時期がどんどん延びる一方で、認知症の治療はポツポツとしか進歩していません。母を介護していて思ったことは、認知症の根本的な治療が開発されるまでは、高齢者に対する治療が進歩することは不幸の増幅にも思えました。お迎えをお迎えとして受け入れることも大切な選択肢と思っています。母は自宅で亡くなりました。最期まで点滴も胃ろうもしませんでした。食べられなくなったときがお迎えのときと家族が決めていたからです。最期は三〇kgもありませんでした。点滴も胃ろうもしなかったので乾いて枯れるように亡くなりました。まったく汚くも臭くもありませんでした。母が亡くなってドライアイスで冷やして一晩部屋で過ごしました。その母に寄り添って娘は一晩中同じ布団で寝ていました。「冷たいおばあちゃんも気持ちいい」といっていました。その母の初盆が終わりました。

蝉しぐれ

先日、自分が勧める「世界の名著」といった内容である方と対談をしました。そのときに、いくつか僕が選んだ僕なりの「世界の名著」数冊から、先方も選んだものは、藤沢周平の『蝉しぐれ』でした。そんな対談の一週間前に、ちょうど山形で講演があり、折角の機会なので飛行機で庄内空港に飛び、藤沢周平記念館のある鶴岡と酒田を散策してきました。

まず、なぜ『蝉しぐれ』を僕なりの世界の名著に選んだかというお話です。少々お話は長くなります。僕は一九九三〜一九九八年まで五年間、イギリスのオックスフォード大学の大学院博士課程に留学しました。今から思うと、楽しい想い出がたくさんですが、勉強に明け暮れている当時は、毎日が必死でした。異国の地で、移植免疫学の勉強をすることはものすごいプレッシャーでした。世界のエリート校のオックスフォード大学ですので、同僚はまったく差別的発言はしません。とても快適です。ところが、日常生活ではいろいろと外国人だから、また東洋人だから不都合を感じることがありました。僕が感じていただけですので、どこまで本当かは実はわからないのですが、そんな言葉では言い表せないような違和感のなかで必死に暮らしていました。オックスフォードはロンドンから一〇〇km以上離れています。でもときどきロンドンに当時は二五〇〇円ぐらいしたラーメンを食べに行くのです。理由はラーメンがおいしいかというよりも、その店に山積みされている日本の新聞を読みふけるためです。その当時は、インターネットが普及する前でした。つまり、まったく日本からの情報に隔絶される海外生活の最後の時代を僕はイギリスで過ごしたことになります。そんなイギリスで日本人として必死に生きていると無性に「愛国者」になるのです。たまたま日本代表のスポーツ試合をテレビでやっていれば当然に応援します。ましてやオックスフォードに遠征にでも来れば、当然にスタジアムに応援に行きます。パトリオット（愛国者）になるのです。そんなときは、司馬遼太郎の『坂の上の雲』を読みふけりました。開国した日本が、必死に西洋列強に追いつく気概で、そして日本海海戦で大勝利し、なんとか日露戦争を引き分けに持ち込んだある意味国家を意識したストーリーです。本当に、感情移入しながら読みふけりました。

ところが、帰国し日本の生活に慣れると、愛国者だった自分はあっという間にどこかに行き、日本チームを熱狂的に応援することもなくなりました。そしてサイエンスだけの生活から、一般臨床も行う医者の生活が加わると、世の中の「理不尽、不条理、不公平」を感じるようになります。だって、突然の病気や怪我は本当に理不尽です。でもそんななかで精一杯生きることを応援するのが医療です。そして医者の役割は、病気や怪我を治すこともちろんですが、そんな「理不尽、不条理、不公平」を受け入れて、生きる希望を与えることも大切な仕事です。そんな毎日に戻ると、『坂の上の雲』で感じた高揚感よりも、藤沢周平の『蝉しぐれ』などで感じる庶民が精一杯毎日を生きている姿勢に共感が持てるのです。

鶴岡の藤沢周平記念館も素敵でした。また庄内平野から眺める山々と、空気の清々しさは小説から感じるものと同じでした。人は逆らえぬ定めに従って生きざるを得ません。でも精一杯生きるのです。それを不幸と思って、ひたすら思い続けたのでは、ただただ不幸で終わってしまいます。そんな定めも受け入れて生きる賢さも必要です。人は後悔するようにできています。でも後悔だけで終わっては致し方ありません。定めも後悔も受け入れて精一杯生きる姿勢を、僕は『蝉しぐれ』を読むたびに、再確認します。

『蝉しぐれ』を読むと、何事もなく過ぎている日々が実はとても幸せなんだと思い直します。毎朝起きて、目が覚めて、息を吸って、そして歩く。ちょっと仕事をして、朝ご飯を食べて、いつもの一日が始まる。そして一日が終わる。そんな何事もない日々を幸せと感じながら生きたいと思います。いつか人は死にます。死は敗北ではありません。一つの区切りです。その区切りまで、自分なりに納得できる、幸せを感じる人生を送ることができるかが大切です。今の医療はあまりにも長寿が勝者と思い込みがちです。それは実は間違いかも知れません。今、ここを、精一杯生きた延長が人生と思っています。「理不尽、不条理、不公平」が襲ってきても、精一杯生きる姿勢が大切だと思います。病気や怪我は本当に「理不尽、不条理、不公平」ですから。

おくりびと

「いつかまた逢おうの」

これは、映画『おくりびと』のなかで、火葬場の管理人が棺桶の蓋を閉めながら故人に語る言葉です。お客さんが喜ぶ限り一人で続けるといっていた風呂屋のおばさんが薪を運んでいるときに亡くなり、その葬儀での場面です。そして火葬場の管理人が「私は門番だ。死は終わりではない。死は新たな門をくぐり抜けるだけであって、向こうにまた新たな世界がある。だから私はその門番なのだ」と故人の息子にいいます。

藤沢周平の小説『蝉しぐれ』の世界を訪ねたくて、鶴岡を訪問した際、隣町の酒田も散策しました。最上川の河口で江戸時代は海運でもっとも栄えた町の一つです。その酒田で、偶然に見覚えがあるような不思議な建物が小高い丘の頂上のちょっと手前に立っていました。そこが、映画『おくりびと』で登場する納棺師の事務所でした。数年前に、まだ母が健在で、本当に元気だった頃にレンタルビデオを借りて観ました。とてもいい映画でした。主人公は楽団のチェロ奏者でしたが、その楽団が解散し、新しい就職先として、ちょっとしたご縁で、納棺師の仕事を、奥さんには内緒で始めます。そして納棺師という仕事を通じて、いろいろな方々の人生が描写され、主人公も奥さんも、納棺師をすばらしい仕事だと納得していく過程が、庄内の美しい風景とともに描かれます。

母が亡くなったときにも納棺師の方にお世話になりました。もちろん葬儀屋さんにも、火葬場の方々にもお世話になりました。そんな経験を踏まえて、偶然の機会で巡り会った「おくりびと」の納棺師事務所の風景から誘われるように映画『おくりびと』をふたたび観ました。前回よりも感慨深く、一言ひと言が体に滲みるように入ってきました。

父は昔に亡くなっていますので、祖父や祖母は記憶にありません。母が亡くなって感じたことは、「次は自分の番だ」ということです。長い行列のアトラクションや、行列ができるおいしいお店などは、「やっと自分の番が来た」とワクワクします。でも死の順番はちょっと違いますね。子供の頃、予防接種を並んで受けました。注射が大嫌いな僕は、自分の番が近づくと胸が張り裂けそうになりました。そして、自分の番になると緊張は頂点に達します。そんな予防接種の順番待ちに似ているのです。母が亡くなり、ついに次は自分の番になったのです。

そんな立場になって、僕は死を真剣に感じ始めました。昔から仕事柄、たくさんの死を経験しています。年齢の順番通りに死亡することもあれば、また世の中は理不尽で、不条理で、不公平ですから、順番が狂って若い人が先に死ぬこともあります。たくさんの死を見つめてきましたが、その当時は、仕事柄身近な死がまだまだ他人事のように思えていました。ところが、ついに母が亡くなり、僕も五〇歳をとうに越え、いつ本当に自分の番が訪れても不思議ではない年齢になると、実は複雑な心境になるのです。家族の中では、次は僕の番です。そして、僕の順番が順当に来ることが、実は家族にとって幸運なのです。僕の死が早すぎるのはちょっと困りますが、僕より若い人が先に死んでは、順番が狂っては、それこそ、それは「理不尽で、不条理で、不公平」なのです。

お世話になった方もたくさん亡くなっています。家族も亡くなっています。僕は自分が死ぬと、彼らに逢えるような気がしているのです。なんとなくそんなふうに思っていました。そんな思いと重なるように、火葬場の管理人は、「いつかまた逢おうの」といいます。医者の仕事は、医療の仕事は、門をくぐるときをできる限り先に延ばすことです。でも永遠に延ばすことはできません。むしろ、これだけサイエンスが進歩した現代でも、まだまだ門の位置を先に延ばすことができずに、無力感に襲われることもあります。致し方ないことです。誰もがくぐる門です。精一杯その門をくぐるまでみんなに幸せに生きてもらいたいと願っています。

しかし、死という門は、火葬場の管理人が思いを吐露したように、新しい世界への出発点でもあるのです。本当にそうかどうかは、実はわかりません。でもそう僕は信じています。そしてそう思うと気が楽になるのです。これからもたくさんの病気の方を診ていくのです。若い頃は、門の位置をできる限り先に置くことに主眼がありました。今は、必ず通る門の手前まで精一杯生きてもらうためにお手伝いをしていると思っています。そして門の向こうにも道が続いているとと思いたいのです。たくさんの死を見てきて、そしてついに自分が次の番になった僕の思いでした。

隠岐の島の話

今年は夏休みをまったく取っていなかったので、先日、一人で隠岐の島に行ってきました。隠岐の島は、島根半島の約五〇㎞ほど北側にある島々の集合体です。後鳥羽上皇が承久の乱（一二二一年）の後に流されたり、後醍醐天皇が建武の新政（一三三三年）の前に流された場所として歴史的にも有名です。周囲は日本海ですので、海の幸はとてもおいしいのです。そしてカルデラがそのまま残る隠岐で一番大きな島、テレビの天気予報などで丸く映る島が、島後といいます。そしてカルデラの外輪山の一部が海底に沈み、外輪山が取り残される形で3つの島からなる島前諸島があります。そんな日本では通常見られないような風景ですので、世界ジオパークにも登録され、最近は外国の観光客の方も多いという隠岐です。

さて、僕は夏休みを利用して訪ねましたが、目的は観光ではなく、島前にある隠岐島前病院を訪ねるためです。なぜ隠岐島前病院かというと、たまたま面白そうな医学書をネットサーフィンしていて、魅力的なタイトルの本に出会ったのです。その書籍名は、『離島発 いまから使える！外来診療 小ワザ 離れワザ』というものです。僕は三〇年近く医者をやっていて、大学病院にいる関係から、またなんでもできる医者になりたいがためにその昔外科医を志した経緯から、そしてセカンドオピニオンを始めたことから漢方にも深い興味を持った経緯から、たくさんの専門医や指導医の資格を持っています。そんないろいろなものに興味がある僕が、心惹かれるタイトルでした。そして著者の白石吉彦先生という方をネットで調べると、日本医師会の「赤ひげ大賞」を受賞していました。早速本を注文して、そして届くやいなや、一晩ですべてのページを読みました。そして何度も読みました。それぞれに含蓄があり、僕がしらないことがたくさん書いてありました。面白そうな医学書でも通常はすでに知っていることがほとんどです。数ヵ所でも新しい知識があると書籍を購入した意味があると思うのですが、この本は本当にたくさんの新鮮な知識が書いてありました。そして、そのなかのコラムからこぼれ落ちる白石先生の人柄に妙に興味を持ったのです。

そこで、隠岐島前病院宛にEメールを送り、白石院長からEメールの返信を頂き、ちょうど中国地方で僕の講演がある週に実際に白石院長の外来を見学する計画をあっという間に立てました。それを敢行したのが、先日です。羽田から飛行機で米子空港に到着し、フェリーで隠岐の島に到着すると、院長先生自らが迎えてくださり、そこから濃密な三日が始まりました。本当に僕の臨床にはプラスになることばかりでした。そんな僕のプラスになったことはここでは省略します。書ききれませんからね。一方で同じように感激したのは、隠岐島前病院を見学に来ている学生諸君と彼らを指導する、むしろ歓待する白石院長のすばらしさでした。医学生や看護学生がたくさん訪問するそうです。そうだろうなと思いました。だって、白石院長とお話をしていると本当に楽しいのです。彼は臨床を楽しんでいるのです。そして院長として地域医療の推進者として、活躍しています。

そんな地域医療の話をすると、自己を犠牲にして、歯を食いしばって献身的に貢献しているように思えますよね。それが違うのですね。白石院長は隠岐というところを、そして自分の環境を抜群にエンジョイしています。家族を大切に、そして自分の趣味を大切に、そしてもちろん仕事も同僚も、病院の職員も、町の人たちを大切にしている姿が印象的でした。

隠岐島前諸島の人口は約六千人で、開業の医師はいません。医者は隠岐島前病院の六人だけです。つまり患者さんにほかの医療の選択肢はありません。島民一人ひとりの生まれてから死ぬまでのすべての経過を隠岐島前病院の医師が知っているのです。医療水準もすばらしいですよ。ドクターヘリがありますので、手に負えない患者さんは本土に移送できます。しかし、六人で六千人を診るには、専門医だけの集団では不可能なのですね。つまり六人全員が総合診療医でした。本土から専門医は定期的に応援には来ますが、基本は総合診療医の集団が町の医療を支えているのです。

隠岐にはUターンで戻る人、またIターンで自分なりの人生設計を描く人など、いろいろな人がいます。医療の水準が隠岐のように担保されていれば、大都会、大都市で疲れている人、また新しい人生を始めたい人々には一つの選択肢になると妙に思ってしまいました。楽しい隠岐の想い出です。またなんとか機会を見つけて訪れたいと思っています。

オーソドックスな治療と奇跡

二〇一五年九月二十日は、奇蹟が起きた日です。そうです。ラグビーワールドカップの初戦で日本代表チームが優勝候補の一つ、そして世界ランク三位の南アフリカを接戦の末、ノーサイド（試合終了）直前のトライで逆転勝ちしました。世界中のメディアが史上最大の番狂わせといった論調で取り上げています。

イギリスに留学していた一九九三〜一九九八年は僕の人生の中でも勉学で大変につらい思いをした反面、異国の文化を堪能した時期でもありました。二十世紀初頭までイギリスは大英帝国と称して世界中に植民地を持っており、そのつながりはコモンウエルスと称して、今でも強くつながっています。オックスフォード大学の学費も、コモンウエルスの学生はイギリス人に次いで安く、次にEU（欧州連合）の国の学生、そしてどちらにも属さない日本やスイスの学生はもっとも高い学費を払っていました。そのコモンウエルスはイギリス連邦とも訳されますが、ラグビーの世界順位で上位を占めるニュージーランド、南アフリカ、オーストラリアもコモンウエルスの国なのです。そんな国の一つに勝ったのですから、すごいですね。留学当時にはスポーツ番組は英語が堪能でなくても楽しめるので結構見ていました。ラグビーの母国であるイギリスですから、ラグビーの放送も頻繁にあります。そんな映像を見ていると、体格の違い、スピードの違いなど、素人の僕にも日本のラグビーとはまったくレベルが異なることは簡単に理解できました。それから二〇年近くが経って、日本代表チームがまさか優勝候補に勝てるとは本当に驚きです。

さて、奇蹟は医療でも起こります。がんで手術をして、そして再発すると外科医としては無力感に襲われます。今は、抗がん剤も進歩し、また放射線治療もありますが、その二つの治療も効果がないとわかると、現代医学的には治療手段がなくなります。外科医は外科治療が担当、腫瘍内科医は抗がん剤が担当、放射線科医は放射線治療が担当ですが、それぞれの担当で限界が見えると、敢えて負け試合を戦い抜くという立場と、一方で潔く諦める立場のどちらかをとるしかありません。専門家は専門領域だけの専門家なのですから致し方ないことです。そして緩和医療にお任せしましょうといったことになります。そうすると、「余命はあと〇〇日、〇〇ヵ月だ」といったことを説明することもあります。そしてだいたいその期間で結論が出て、奇蹟は起こらないに違いないと思っていました。

ところが、セカンドオピニオンを始めて、いろいろな疾患の患者さんを拝見するようになり、そして西洋医学の補完医療として漢方を使うようになり、また、いろいろな先生の知恵を拝借し、総合的に治療を行うようになりました。すると結構奇蹟が起こるのです。ほかの病院で見捨てられたがんの患者さんが担がん状態で、僕の予想以上に長生きしたりします。担がん状態とはがんと一緒に生きている状態です。また、ごくまれにがんが画像診断上は消失することも経験します。ほかの疾患では、子供の頃から治らなかったアトピーがほぼよくなったり、不登校の子供が元気に学校に通うようになったりすることもあります。僕のまわりでも奇蹟は多々起こっています。

医療ではオーソドックスな治療が最優先されます。多くの方に有効な治療方法ということです。もちろんそれは受けるべきです。明らかに有意義な治療を受けないという選択肢はお勧めできるものではありません。ところが、有意義ではないが致し方なく、ほかに選択肢がないから行う治療は、しっかりと考えた方がいいでしょう。抗がん剤の治療も大賛成です。しかし、抗がん剤で上手くいかないときに、ほかに選択肢がないからと抗がん剤を続行することは馬鹿げています。

では、何を行うかということです。オーソドックスな治療とはエビデンスがあるということです。同じ病気の患者さんを二つの群に分けて、片方にある治療を行い、片方には行わないときに統計的な差がある治療ということです。そんなオーソドックスな治療がなくなったときは、明らかな統計差がないような治療でも一生懸命に積み重ねて、そして奇蹟を期待するしかありません。そんなときには適切は食事管理、ストレス管理、運動療法、そして漢方なども有効なことがあります。僕の外来では現代西洋医学の限界から、主治医から見放された患者さんが多数訪れます。そんなときに奇蹟を期待して精一杯それぞれの患者さんに最良と思えることを積み重ねるのです。

今回のワールドカップでのラグビーの一勝も、オーソドックスな戦術の転換とか、ひと言でいえるような組織変革とかで起こった奇跡ではないと思っています。一見つまらないと思えるようなことの積み重ねが、奇蹟につながったと思っているのです。そんな医療の奇蹟と、ラグビーの奇蹟が重なって見えた瞬間でした。

奇跡はささいなことの積み重ね

信心のお話です。和歌山県の田辺市で講演がありました。医師会のお招きで「イグノーベル賞とトライアスロンから見える健康法」と題して、好きなことを話してきました。その晩に東京に戻ることは無理なので、一泊しました。そして折角一泊するのならば、世界遺産に登録された熊野古道を散策して帰ろうと思い立ちました。少々強行日程でしたが、熊野古道の散策と熊野三山を訪れてきました。熊野三山とは熊野本宮大社、熊野速玉大社、熊野那智大社の三つの神社の総称です。古来より存在し、平安時代にはすでに熊野詣でと称して、京都から約一ヵ月をかけて訪れることが盛んになったそうです。僕も家内安全など、いろいろとお願いしてきました。

さて、僕の講演の主旨は、「ささいなことの積み重ねが健康や人生などにも大切」というメッセージです。ささいなことというのはエビデンスがはっきりしないということです。エビデンスとは、医療分野では統計的有意差のある臨床研究という意味で、ある集団を二群に分けて、一方には有効であろうと思われる薬や手術、治療手技を施し、他方は施さないときに、施した群が施さなかった群よりも明らかに統計的な差が出た治療ということです。もっとも信頼される臨床研究は、集団の人数が多いことと、治療群と無治療群の振り分けがくじ引きで行われる研究です。治療の有無をくじ引きで決めるなんてと思われるかも知れませんが、治療を受ける、または受けないという主観が入ると、ついつい自分が選んだ治療をすばらしいと思いたくなるという要素なども介入し、十分に信頼に足る結果が出ないためだからです。

たとえば、がん治療でいえば、ある程度認められている治療は、外科手術、化学療法（抗がん剤治療のことです）、放射線治療です。しかし、その3大がん治療でも、あきらかなエビデンスがあることは、実はそんなに多くはありません。別の言い方をすれば、ある治療行為が有効という臨床研究もあれば、またはあまり有効ではない、むしろ無効という臨床研究もあるということです。でも、まったくないよりは遥かに有益なことで、僕たちは臨床研究で統計的有意差を得ている治療を基本的に選ぶことになります。

一方で、「ささいなこと」というのは、統計的有意差が出る研究がほとんどないといった意味です。僕はがんの患者さんにはサポート的な医療を行っています。がんの専門病院に通院しながら僕の外来を受診する方もいれば、また、がんの専門病院とは意見が合わず、がん難民のようになって僕の外来を訪れる患者さんもいます。僕の基本的治療の土台は高タンパク食、適度の運動、体を温める、漢方薬の併用、そして希望を持つことなどです。最後の希望を持つことには信仰も含まれます。

信仰や奇蹟なんて無意味だという方々も多いと思います。僕も若い頃はそう思っていました。でもたくさんの患者さんを拝見し、自分が予想した以上に長生きした人をふり返ってみると信心深い人が多いのです。またアレクシス・カレル（一八七三〜一九四四）というノーベル賞受賞者も奇蹟を信じていました。彼は血管の吻合法で、一九一二年にアメリカで初めてノーベル生理学・医学賞に輝きました。その彼が、「ルルドの奇蹟」を目撃し、そして本に書いています。一九〇三年、巡礼者の付き添いとして同行した彼は、死に瀕した少女がルルドの聖水を浴び、急速に回復して独歩するまでに回復したことを目撃しました。ルルドはスペイン国境に近いフランスの町で、ローマ教皇庁が聖母マリアの出現を認めた聖地の一つです。

僕も奇蹟は信じているのです。そしてその奇蹟は何か一つの治療の有無で決まるのではなくて、医療ではエビデンスがなく、または少なくあまり顧みられないようなささいなことの積み重ねが大切と思っているのです。そして僕のまわりでも奇蹟やあり得ないことがときどき起こるのです。信心や希望だけで病気が治ることはないでしょう。でも精一杯行う努力の一つに信心や希望を加えてもいいと思います。誰の迷惑にもなりません。そして、とんでもない金額が必要でもありません。その場で、そのときに、信心し希望を持つことは、誰にでも、いつでもできます。そんな思いを強くした今回の僕の熊野詣でした。

バランス重視の食生活で

『加工肉に「発がん性認定」―WHO外部組織』という記事と食べ物のお話です。この報道は、「○○を食べれば健康になる」といったバラエティ番組に登場するような信憑性のない情報とは桁違いに医学的な根拠に基づいています。それもWHO（世界保健機関）という国連の専門機関からの発表です。そして論文は英文一流誌であるLancet Oncology誌に掲載されました。よく多くの方から僕の食事について質問されますので、僕の食卓についてお話をします。医学的根拠がきちんとあるともいえず、でも僕はこんな食事をしているというお話です。

まず、僕は生きていることはある程度のリスクを抱えていると思っています。食事に関していえば、すべての口に入る物は人体への危険性を孕んでいる可能性があると思っています。植物や動物を頂いているのです。植物や動物も好んで食べられたい訳ではないでしょう。ですから、いつもそんな思いで食べ物は頂いています。一方で、極端に偏った食事は危険だと思っています。つまり○○が体にいいからと、○○だけを極端に多量に食べる食生活です。今正しいと思われていることが、本当に正しいかは実はわからないのです。医療は進歩しています。ですから将来的にいろいろなことが判明します。つまり、今日、体にいいと思われている○○も将来的には体に悪いこともあり得るのです。ですから、ぼくはバランスよく食べることが健康の秘訣ではないかと思っています。

まずバランスで大切なものは炭水化物です。炭水化物とは糖質で、主食の米、パン、パスタ、うどん、そば、ラーメンなどはみんな炭水化物です。そして甘いもの、つまり砂糖入りの清涼飲料水、もちろんデザートも、そして果物も実は炭水化物なのです。そして、炭水化物は近年余りに多すぎます。つまり摂りすぎです。僕は極端な炭水化物制限主義者ではありませんが、炭水化物はなるべく摂らないようにしています。でもまったく食べないのではありません。ご飯も半分ぐらいは頂きますし、たまには、ラーメンやそば、うどんも食べますよ。好物の一つですから。不要なときには食べないというスタンスでいるのです。そしてデザートも果物も食べますよ。でも特別に食べたいときだけです。一方で甘い清涼飲料水は一切飲みません。コーヒーも紅茶もストレートにしています。そんなところで砂糖を摂るぐらいならおいしいデザートを頂きたいのです。

最近はタンパク質を積極的に摂るようにしています。まず大豆類です。毎日豆腐、納豆、そして豆乳は頂いています。卵は三個以上食べるように心がけています。卵の摂取量と血中コレステロール値の上昇とは基本的に無関係という認識がやっと広まりました。そして卵は安くて完全栄養の食材ですからね。完全栄養とは卵からひよこがそのままできるということです。卵はすごいではないですか。鶏肉や魚も頂きます。魚は青魚がいいのでしょうが、赤身も食べます。たまにはトロも頂きます。そして牛肉や豚肉も食べますよ。週に二回ぐらいでしょうか。トライアスロンの練習の後などは無性に肉が食べたくなります。お酒は基本的に飲みませんが、まれにワインや梅酒を飲みます。人には糖質を含まない蒸留酒、つまり焼酎やウイスキーがいいとお話しますが、僕はアルコールが強くないので、糖質を含んでいる醸造酒であるワインや梅酒を少々飲んでいます。間食はできるかぎりしないようにしています。でもチョコレートも甘納豆も葛餅も、マカロンも食べますよ。だっておいしいですからね。でも食べ過ぎは体に悪いよなと思いながら頂いています。

そんなバランスを重視する僕の食生活ですから、今回、加工肉で発がん性が増大すると報道されても、今まで通りに食べていますよ。ホットドッグもベーコンもたまには食べていますね。ただ、毎日食べることは以前からもしないし、これからもしないと思います。僕がイギリスのオックスフォード大学に留学した約二〇年前は狂牛病でイギリス全体が震え上がっていました。食肉から狂牛病が引き起こされるかもしれないと危惧されていたのです。ですから、スーパーの肉はとっても安かったですよ。僕は昔から、少々の危険は承知で生きているので、その極端に安い、通常は高価なステーキ肉をたくさん頂きましたよ。いい想い出ですね。今回の報道はWHOが世界に向けて発信したものです。日本は加工肉の消費量も少なく、特段の問題はないと思っています。また国立がん研究センターも、「日本人の平均的な摂取の範囲であれば影響はないか、あっても小さい」とコメントしています。

10時10分

「10時10分」のお話です。おやつの時間ではありません。長針と短針を持つ普通の丸い時計で10時10分を描いてみましょう。まるを描いて、円周を四等分して、人によっては十二等分して、真上が12で、四等分した人は時計回りに3、6、9と記入します。十二等分した人は、1から順に記入していきます。そして短針が左横からちょっと斜め上、長針が右横からちょっと斜め上ですね。

これが実は認知症になると思うように描けないのです。まず、円を描けない人もいます。そして四等分できない人も、またてっぺんが12にならない人もいます。てっぺんを12にするのは結構難しいです。そしてなんと10時10分がまったく違う位置になることも多々あります。認知症を他人が知ることは結構難しく、医療機関では長谷川式簡易知能評価スケールというものも使用しています。これは三十点満点の簡単な検査なのですが、歳はおいくつ？ 今日はいつ？ ここはどこ？ 三つの言葉をいってもらって、ちょっとあとから尋ねる。そして100から7を引いていく。三桁や四桁の数字を逆からいうなどをやってもらいます。どれも役立つ質問ですが、たくさん行う必要があり、家庭でやるには大変です。そんなときに「10時10分」を描いてもらいましょう。これでだいたいの見当は付きます。

最近は認知症の方が起こしたと思われる事故が多発しています。「思われる」となっているのは、認知症の診断が難しいからです。たとえば、飲酒運転であれば、事故を起こしたドライバーの息のアルコール濃度を調べれば、誰もが納得できて飲酒運転かどうかが判明します。きわめてデジタル的に、つまり数字で、そして客観的に判断できます。ところが、認知症はなかなかデジタル的にはなりません。先ほどの長谷川式簡易知能評価スケールも本当にひどい認知症になれば得点は低くなりますが、軽度の認知障害では正常値を示すこともあります。母が認知症でしたので、僕はその経過が本当によくわかるのです。そして家族の方の苦労も、ましてや本人の苛立ちや、悲しい思いもよく実感できます。「10時10分」の描写も点数化はできませんが、その出来上がったものを見ると、また書いている姿をじっと観察していると、確かに以前とは違うんだということが、家族の実感としてわかると思います。

認知症は高齢になればなるほど罹患率（病気を患っている方の割合）は上昇します。そして認知症を完全に防止する薬物はなく、もちろん回復させる薬物もありません。なんとか進行防止に役立つ薬物が最近は登場しています。認知症がなかなかデジタル化できないということは、行政が強制的に「認知症だから」と運転免許を取り上げることはなかなか困難だということです。でも行政も頑張っていますよ。二〇一五年六月十一日に認知症の高齢ドライバーによる事故を防ぐため、七十五歳以上の運転免許制度を見直す改正道路交通法が、衆議院本会議で可決、成立しました。免許更新時に「認知症の恐れ」と判定された場合に医師の診断を義務づけ、正式な診断が出れば、免許停止か取り消しとなります。この法律は二〇一七年三月に施行されます。

僕の外来には九〇歳をとっくに越えて、でも一人で車を運転してくる人がいます。「10時10分」を描いてもらったら、四分割の綺麗な時計を見事に描きました。日頃の受け答えもまったく問題ない人ですが、「やっぱり大丈夫なのだ」と再認識しました。一方で、七〇歳前後で元気そうな方に、「10時10分」をお願いすると、まったく描けない人も結構います。そしてそのなかには実は運転をしている人も含まれています。家族も一緒に来るのですが、この「10時10分」の結果を見せると、「もっと本気で運転を止めるように説得します」といってくれます。それほど、僕は「10時10分作戦」はまわりが理解しやすい認知機能の低下がわかるものの一つと思っています。

次は僕たちの自衛手段です。高速道路を逆走されてはやっぱり避けられないような気がします。逆走する車が見えても十分避けられるだけの視界を確保して運転するにはよほどの車間距離が必要です。青信号で道路を渡るときに信号無視の車が乱入するかもしれません。そうすると十分な意思決定ができない人が運転している可能性があると思って生活するしか自衛手段はないですね。であれば実は無防備に渡る青信号は結構危なく、青信号でも赤信号と思って渡ることが必要になるかもしれません。困りますね。

最後に、高齢者だから認知症と思うことは間違いです。認知症は高齢化すれば増加しますが、九〇歳を越えても車で来院する僕の患者さんのようにまったく問題ない人もいます。そして相当若くして認知症になる人もいるのです。僕が伝えたいことの根底に流れるテーマは、「人はいろいろ」です。認知症になる人もいれば、ならない人もいます。人はいろいろなのですよ。

本当はいくつ？

「本当はいくつ？」というお話です。自分の歳をちょっと若く吹聴している人への率直な疑問ではないのですよ。企業の不祥事などがあると、減給〇〇％とか、役員手当の返上とかが報道されますね。でもそんなときに思いませんか。いくらの月収がいくらになったのだろうと。年収に換算するといくらの所得が、今回の不祥事の反省としていくらに減額になるのだろうと。「本当はいくらになったの？」という疑問が生じますよね。庶民からするととんでもない高額をもらっている人が三〇％減俸といっても、まだまだ庶民よりも遥かに高額な年収を維持しているかもしれません。そのあたりが、実ははっきりとわからないことが多いということです。報道から受けるイメージと事実には乖離があるかもしれないということです。

こんな記事がありました。『血圧「一二〇未満」で病死二七％減』という内容です。死亡者が二七％も減るのであれば血圧は一二〇未満にした方がいいに決まっていると直感的には思いますよね。この根拠になっている論文は、世界の一流医学雑誌であるNew England Journal of Medicineに載っていて、ＰＤＦが閲覧できます。

概要は、約一万五千人を二つのグループにくじ引きで割り当てます。なんとくじ引きで治療を決めます。これが一番信頼性のある研究といわれるのです。一つのグループは収縮期の血圧を一四〇未満にします。収縮期とは血圧を測ると示される高い方の値です。ちなみに低い方の値を拡張期血圧といいます。今回、このグループの多くの患者で血圧は一三〇〜一四〇に収まるようになっています。もう一つのグループは、収縮期血圧を一二〇未満にします。そして死亡数や心臓血管疾患の発病率を調べました。まず一万五千人中、今回の検査に適さない人が除外され、結局一四〇未満にしたグループは四六八三人、一二〇未満にしたグループは四六七八人でした。彼らを平均約三年半観察すると、一四〇未満にしたグループの死亡者は四・五％、一二〇未満にしたグループの死者は三・三％となりました。そこで四・五％の死者が三・三％の死者になったので、四・五から三・三を引き、四・五で割ると〇・二七となり、死亡者が二七％減となります。確かにすばらしい結果です。血圧を一二〇未満にした方が、二七％も死亡者が減るのです。

では実数はどうなのでしょうか。「本当はいくつ？」という疑問です。実際に観察期間中に何人が死亡したのでしょうか。一四〇未満にしたグループでは死亡者は二一〇人、一二〇未満にしたグループでは一五五人でした。それぞれのグループは四六八三人と四六七八人で、両グループの違いはたった五人ですからほぼ同数とみていいですね。つまり単純に人数で比べてもOKで、死亡数の差は五十五人です。全体が約四六〇〇人ですから、約一%ですね。ある人は「たった一%の差であれば、あまり気にしない」というでしょう。むしろこんな意見の方が多いかもしれません。最初の見出しにあるような「病死二七%減」という文言にまったくウソはありませんが、実際の死亡数と見出しから受けるイメージは相当違いますね。また、重大な有害事象という欄に着目すると、急性腎不全や急性腎機能障害の項では、なんと一四〇未満にしたグループでは一二〇人、一二〇未満にしたグループでは二〇四人が罹患しています。つまり、血圧を一二〇未満に強制的に下げることにより死亡者は五十五人減ったが、急性腎不全は八十四人増えたことになります。給与の減額の喩えでいえば、二七%も給与をカットしたが、でもほかでそれ以上の副収入を得たといったイメージです。

そんないろいろな事情を考慮して、医師は各個人に適切と思える治療を行います。僕は、運動や食事制限、そして少ない内服薬で血圧が一二〇未満になるのであれば、それはとてもおめでたいことと理解します。そして血圧が下がることによるふらつき感やめまいなどがないことも大切なことですね。一方で、一四〇までは血圧が簡単に下がるが、一二〇にするには多数の内服薬を追加する必要があるのであれば、薬の副作用も当然に増えるでしょう。そうであれば「これぐらいの血圧で妥協するか」という話になります。そのあたりの事情を勘案して医師と患者さんが相談して決めればいいことです。患者さんがいろいろな情報を見て、それを参考にするのはとてもよいことです。そして何気なく見るぐらいであればまったく問題ありませんが、それを頭から信じることにはちょっと注意がいります。まして医療従事者であれば、頭から信じる前に原文をしっかり読むことが必要です。大切なことは、いろいろな情報に精通してそして患者さんの「いろいろ感」を考慮して、バランスよく考えることができる「かかりつけ医」の先生を見つけることが大切ですよ。そして、いろいろと率直に相談してください。かかりつけ医の先生と一緒によりよい健康管理をしましょう。

医療の常識は覆るもの

二〇一六年一月十日にデヴィット・ボウイさんが亡くなりました。

日本でも多くの新聞とほとんどのテレビニュースで取り上げられたと思います。欧米の新聞報道は当然ですが日本以上で、ほとんどが一面での取り上げ方でした。「Music legend」、つまり「音楽の伝説」といったヘッドラインで取り上げているメディアが多かったですね。僕は特別なファンという訳ではありませんが、もちろん名前も音楽も知っています。そして映画『戦場のメリークリスマス』での演技も印象的でした。何かに挑戦して、そして世の中にメッセージを送り、変化をもたらしたたぐいまれなアーティストと思っています。そんな常識に反することを行うアーティストは最初は敵視されますね。異分子扱いされますね。でもそんなことを跳ねのける才能がデヴィット・ボウイさんにはあったということです。すばらしいですね。

さて、医療でもたくさんの常識に反することが行われてきました。一八四六年十月十六日、場所はボストンのマサチューセッツ総合病院でモートンによってエーテルによる全身麻酔の公開実験が行われました。全身麻酔が普及する前は、外科医の仕事はいかにして、傷ついた四肢を、感染した四肢を速く切り落とすかということでした。だって、麻酔という手段がないのですから、無麻酔で「あっという間」に切断を行ったのです。そんな野蛮な外科の仕事が、エーテルによる全身麻酔で激変しました。全身麻酔が今までの常識をくつがえしたのです。全身麻酔の普及はあまり時間を必要としませんでした。それは公開で実験が行われたからです。みんなの前で、無痛で行われた手術はなによりも説得力があるものでした。そして一八八一年にはビルロートが胃を切除して、残った消化管をつなぎ直す手術も成功しています。

そんな公開実験のように万人を簡単に納得させられるものはなかなかありません。しかし僕の医師としての三十年にわたる経験のなかで、ぼつぼつと常識がくつがえったものもたくさんあります。たとえば昔は、手術後は絶対安静でした。次の日に歩くなどということは考えられませんでした。それが、今では少々痛くても、しっかりと痛み止めを使って、そしてなるべく早くベッドから起きて歩く（早期離床）が当たり前に勧められています。それがなにより患者さんの手術後の回復に、合併症の減少に有益とわかったからです。

また血液中のコレステロール値が高い人には、コレステロールを含む卵の制限を勧めていました。今や、食事によるコレステロールの摂取量と、血中のコレステロール値はあまり関係がないと思われるようになりました。アメリカの食品医薬品局（ＦＤＡ）も日本の学会もついにそのことを認めるようになりました。ついこの前まで「あなたはコレステロール値が高いのだから、卵を食べるな」と叱責していたのです。

腹部大動脈瘤という病気はお腹の動脈が太く、瘤のようになる病気です。通常はお腹の動脈は二cmぐらいの直径ですが、四cmにもなると手術を勧めていました。それは四cmで破裂して緊急で手術をする人がまれにいることを知っていたからです。そして瘤が大きくなればなるほど破裂の危険も増大するので、四cmぐらいから手術をしていたのです。しかし、この大きさと生命予後の関係もいくつかの臨床研究ではっきりとして、実は五・五cm以上になるまでは慌てて手術をする必要がないことが判明しました。四cm以上で一生懸命破裂の危険性を話し、説き伏せるように手術を勧めていたのは二〇年ぐらい前でしょうか。

乳がんは百年ぐらい前には手術方法が確立されていました。定型的乳房切断術と呼ばれていたもので、乳腺は全部取り、そしてお乳の下にある大きな筋肉である大胸筋も切除していました。そうすると皮膚の下は肋骨になるので、手術創はまるで昔の洗濯板のようになったのです。でもこんな大きな手術をすると不治の病であった乳がんでも長期生存が可能となりました。そんな手術を僕が駆け出しの外科医の頃、三〇年前まで行っていたのです。しかし、その後、腫瘍だけを摘出して、そして化学療法や放射線治療を行えば、大きな手術と小さな手術では生存率に差がないことが判明しました。

山中伸弥先生が創り上げたｉＰＳ細胞もしかりです。僕が医学生の頃は、皮膚の細胞から人ができると試験で書いたら当然に落第でした。ところが、そんなことも可能とわかりました。医療で今当たり前と思っていることは遠い将来、もしかしたら近い将来にくつがえる可能性があるのです。何が正しいかは実はわからないのが医療なのです。先人はたくさんの常識をくつがえしてきました。これからも常識はくつがえっていくことでしょう。デヴィット・ボウイさんになぜかそんな常識をくつがえす姿が重なったのです。

がんかもしれない―乳がんマンモグラフィー―

二〇一六年一月十四日の『乳がんマンモグラフィー、米「50歳から」方針を継続』という記事に関しての僕なりのコメントです。乳がんの健診は、まず触って検査する触診、そして乳腺専用のX線検査であるマンモグラフィー（乳房X線撮影）、超音波検査などがあります。そのマンモグラフィーによる乳がん検診について、アメリカの保健福祉省は五〇～七十四歳の女性が二年に一度受診することを推奨したという内容です。

これだけの記事を読むと、もしも時間とお金があれば、五〇歳未満でも、また一年に一度受けてもいいのではと思いますね。この報告で大切な内容は、四〇代ではマンモグラフィーで乳がんを見つけられる恩恵よりも、過剰な検査による負担の方が大きいとの研究成果に基づいたという点です。この「過剰な検査による負担」が金銭的負担と時間的負担であれば特段の問題はありません。時間に余裕があり、そしてお金に不自由していない人はどんどんと乳がん検診を受ければいいのです。「時間とお金がない人は、まず五〇歳以上で二年に一回受ければいいですよ」という最低限を示すという意味に受け取れます。

ところがこの報告の真意はそうではないと僕は思っています。つまりマンモグラフィーで乳がんが疑われると、追加のいろいろな検査が施され、結局は早期の確定診断は難しいことが少なくなく、さらに何度もがんが疑われる部位に針を刺して検査をしたり、また、それでも悪性腫瘍という確定診断が得られないときは、腫瘍とおぼしき部位を小さく切り取って、その摘出標本を顕微鏡で調べることも行われます。そして、結局はがんではなかったり、またはグレー、つまり明らかにがんとも、明らかにがんでないともいえないという、なんとも腑に落ちない結果に終わり、経過を見ていきましょうということになります。そんな状況では、検査をされた人は「がんかもしれない」という精神的不安でストレスが溜まるのです。心配で、心配で夜も眠れないという人もいます。そうであれば、「いっそ疑いでもいいですから、きれいさっぱりがんとして手術をしてください」と直訴する人もいます。つまり、お金と時間があっても検査をしない方がいいこともあるということです。この点がなにより大切なのです。繰り返しますが、検査をしない方が結果的には最良の選択肢であったことが少なからずあり、それらを踏まえて、またその後の統計的研究成果を含めて、アメリカの保健福祉省がこのような推奨を出したということです。

僕の知り合いの四〇代の女性もマンモグラフィーで乳がん疑いといわれて、ある病院でいろいろな検査が施され、そして強く乳がんが疑われるので、乳がんの手術をしましょうということになりました。そして僕の所に相談があり、ともかくもう一ヵ所ほかの病院の専門家の意見を聴いてはどうですかとセカンドオピニオンを勧めました。その病院はたぶん日本で一番乳がんの手術数が多い病院ですが、そこでは最初の病院で行われたマンモグラフィーや細胞検査のスライドなどを再度診断しました。そして超音波検査やマンモグラフィーも再度行われました。すると、乳がんの可能性は相当低いので、まったく手術は不要ですという結論になりました。ある意味よかったのですが、本当に日本で一番手術数のある病院の意見が正しかったのか、それとも最初の手術を勧めた病院が実は正しかったのかは、将来経過を見て初めてその正誤が判明するのです。その間、やはり彼女は一抹の不安を持って暮らすのです。

つまり、そんなびくびくする状態が、ある意味過剰な検査をすることで生じたということです。そしてその過剰な検査は、乳がん検診を目的としたマンモグラフィーが始まりでした。また一方で、マンモグラフィーのお陰で早期の乳がんが見つかり、そして手術を受けて元気に生きている人もたくさんいます。悩ましいですね。僕の結論はどちらでもないのです。健診というのはある意味「運と縁」で、やろうと思ったときに行えばいいと思っています。間違いないことは、何か異常があれば、それは病院で検査を行いましょう。そして健診に関しては、お金と時間があっても、ちょっと不安な結果になることもある、不利益な結果になることもあると認識しましょう。その不利益と利益を鑑みたときに、アメリカ保健福祉省としては、五〇歳以上で二年に一回のマンモグラフィーが推奨される、つまり五〇歳未満には積極的にはマンモグラフィーを勧めないという結論が出たという記事です。日本の事情はまたアメリカとは異なります。心配なときはかかりつけ医に相談して、いろいろと質問をして、そして十分納得してください。

公衆衛生

二〇一六年二月にWHO（世界保健機関）が「ジカ熱」に関して、「国際的に懸念される公衆衛生上の緊急事態」を宣言しました。

ジカ熱がブラジルで大流行したためです。ジカ熱の症状は軽度の発熱、発疹、結膜炎、筋肉痛、関節痛、倦怠感、頭痛で、風疹（三日ばしか）やちょっとした風邪に似ています。ジカウイルスの感染によって起こる病気で、ジカウイルスは蚊の体内で増殖しますので、感染した人の血を吸った蚊に刺されると感染する可能性があります。人から人への感染はないといわれています。つまりジカ熱は罹っても大した病気ではないのです。ではなぜ公衆衛生上の緊急事態かというと、妊婦に感染したときに小頭症の子供が産まれる可能性が否定できないからです。むしろブラジルでは小頭症の子供の出産が四千例近く報告されており、ジカ熱が流行していなかった前年に比べて数十倍の発生数だそうです。ジカ熱の予防ワクチンはなく、ジカウイルスに直接働く薬剤もなく、治療は症状を緩和する対症療法になります。つまり、ジカ熱感染と小頭症の発生が強く疑われるが、妊婦がジカ熱に感染したときに小頭症の発生を予防するような、それを期待できるような治療はないということです。ですから、流行している国や地域では妊娠しないこと、妊娠している人は蚊に刺されないこと、そして妊婦は流行地域には行かないことが得策になります。

ところで「公衆衛生」の意味をご存じですか。僕の定義は、国を挙げて行わなければならない国民の健康に関する対処と思っています。時代劇のドラマや映画を見ていて、明らかに当時と異なることを以前ある方から教えて頂きました。それは既婚の女性がお歯黒をしていること、道路にウマの糞などが散乱してきわめて衛生状態が悪いこと、梅毒の患者が多く鼻が欠けている人々が普通に生活していたことだそうです。確かに漢方を勉強するようになって、古い時代に興味を持つと上記を否定する根拠はありません。むしろ杉田玄白は「治療する患者の千人のうち、七〇〇人は梅毒である」と記しています。

道路が不潔であった事情は日本だけのものではなくイギリスもそうでした。一八〇〇年代のイギリスは馬車の時代でいたるところにウマの糞があったそうです。

一八四八年ロンドンでコレラが大流行したとき、ジョン・スノウはロンドン中心部のソーホー地区でコレラの死者と井戸の位置を調べ上げ、コレラは当時考えられていた空気感染ではなく、井戸水による感染であると結論づけました。ジョン・スノウが記載したコレラの死者と井戸の図は、ネットで簡単に見つかりますので参考にしてください。彼はビールばかり飲んでいる人はコレラに感染しないことにも気が付いていました。そしてコレラ菌はその後数十年して発見されます。つまり上水道の完備がコレラの発生防止には重要ということです。上水道の完備は国を上げて取り組まなければならない健康上の課題であり、公衆衛生となります。

公衆衛生は基本的に国が行うものです。つまり税金で成り立ちます。有益なことにしっかりとお金を使ってもらいたいと思いますね。いつも飲む水にコレラ菌が入っているかもしれないというリスクがあれば、誰も水を飲まなくなります。上水道の完備は誰もが反対しない公共事業でしょう。また道路や川に汚物が氾濫していれば、それも疫病の原因になります。当然に下水道の完備は健康のために必須の公衆衛生です。食品や空気の安全性を保つこと、危険な状態を監視することも大切な公衆衛生です。これは国ごとに行っているので、国が異なれば公衆衛生の概念も、できることも異なります。日本はきわめて公衆衛生の面では安全な国です。世界に出向くときには、公衆衛生の面でも、ちょっと危険な地域があることも念頭に置いて出かけてくださいね。

腹診

『漢方医の触診情報数値化―ベテランの技、若手に』という記事についての僕のコメントです。まず、僕はたくさんの漢方の本を上梓しています。でも僕は漢方だけの医師ではありません。西洋医で、そしてサイエンティストで、漢方を趣味のように使って、たくさんの患者さんを治しています。趣味のように使うとは、漢方だけですべてを治そうとは思っていないということです。漢方は実際に実臨床で使用すると、本当に役に立つことをたくさん経験します。しかし、漢方のすばらしさを西洋医、特に漢方を直感的に嫌いな西洋医に伝えることはなかなか難しいと思っています。まず、漢方は昔の経験則に基づいているために、ほとんどの内容を数値化できません。数値化できるものは漢方薬を構成する生薬のグラム数ぐらいで、ほかの領域に数字は出てきません。つまり客観的に評価ができないのです。ですから、西洋医学的思考になれた医師にはとても怪しいイメージが残ります。

今回の記事のタイトルにある「数値化」という文言がとても魅力的なのです。触診とはお腹を触って処方選択に有効なヒントを探ることです。その触診をなんとかデジタル化しようという試みが今回の記事の内容です。たくさんのデータがデジタル化できて、そしてそれが的確な処方選択に結びつくと、漢方嫌いの西洋医も説得しやすいでしょうし、漢方が好きで、でもなかなか触診の技が理解できない医師にも福音でしょう。

さて、サイエンティストの視点から気になることは、まず漢方の処方選択に腹診が本当に必要かという疑問です。まず、中国の漢方医は腹診をしません。昔は高貴な人は腹を見せたりはしないので、脈を診たのだといった説明を聞いたこともあります。しかし、現代中国では腹部の超音波検査をそのような理由で断ることはありません。つまり腹診が必須であれば、中国でも多くの漢方医が腹診を取り入れているはずです。また、国内で僕がたくさんの漢方医の先輩の診療を見学に行っても、それぞれの先生のやり方はさまざまです。頭を右にして寝てもらう人、頭を左にして寝てもらう人、片手で触る方法、両手で触る方法、撫でるように触る人、押しながらずらして触る人などなどです。また、江戸時代の触診のバイブルである『腹證奇覧』という本には、臥位ではなく座位での腹部所見がたくさん登場します。つまりいろいろな方法があるということです。こんな視点からも、どこまで触診は意味があるのだろうと疑ってしまいます。

また、直接に腹診の重要性を尋ねると、処方選択には必須であると答える先輩、腹診よりも背中の診察が実は大切と教えてくれた先生、また腹診をしなくても十分処方可能という医師などさまざまです。一つの形に収束しないことがなんとも怪しく感じる原因の一つです。循環器内科で心電図が不要という先生はいないでしょう。心臓の聴診の方法もだいたい決まっています。

しかし、そんな腹診のファジー感も実は簡単な実験で説得できるデータを取得可能です。漢方を専門としている医師を一〇人集めて、そして患者さんを一〇人集めて、まったく事前の情報なしに、腹部診察をそれぞれに行ってもらって、各自に腹部診察を記載してもらいます。その漢方的記載が一〇人のなかでほぼ同じであれば、経験によって結論が収束するということになります。また一〇人がバラバラであれば、腹診の信頼度は低下します。また、患者さんに問診を行った上で腹診を行って、同じような結果に収束する傾向があれば、ある程度問診で得た所見の確認の意味で腹診を行っているとも考えられます。僕は、腹診はあくまでも補助的なものと思っています。なにより大切なのは問診と患者さん全体から得られる印象です。僕が腹部を診る場合は、漢方的診察のほか、頭から足まで簡単に西洋医学的診察も加えます。また背中の診察もします。そして腹診前に決めた処方が腹診の情報で変更される可能性は一割ぐらいです。

漢方嫌いな西洋医を説得する方法はいろいろとあると思っています。漢方ファンの医者を増やさないと、近い将来、また漢方を健康保険から外そうという運動が起こるのではと危惧しています。漢方の魅力は使ってみて、そのすばらしさがわかることです。そしてなにより患者さんが「漢方で救われた」といってくれることです。

低周波音

『低周波音で「不眠」「食欲低下」―健康被害の相談、年二〇〇件超』という記事についてのお話です。

低周波音についての概要は環境省のＨＰにわかりやすく解説されています。

まず、ヘルツについての解説です。ヘルツとは一秒間に何回振動しているかの単位で、五〇ヘルツであれば一秒間に五〇回の振動（波）があるということです。電気は東日本側では五〇ヘルツで西日本側では六〇ヘルツです。交流電源を波として見ると、それぞれ一秒間に五〇回と六〇回の波が見られるということです。音も実は波です。人間の耳は、個人差はありますが、二〇〜二万ヘルツの音を感じることができるといわれています。人間の可聴域が二〇〜二万ヘルツと言い換えることもできます。低周波数ほど低音で、高周波数ほど高音です。犬や猫は六万ヘルツまでは聞こえ、またイルカは一〇万ヘルツ以上、コウモリは四〇〇万ヘルツの高音まで聞こえるそうです。つまり、人間は犬や猫、イルカ、コウモリが聞こえるような二万ヘルツ以上の高音は聞こえないことになります。

低周波音にはどのようなものがあるかというと、環境省のＨＰによると、船やバス、トラックなどのエンジン音、大きな滝の水が滝壺に落ちる音、波が防波堤で砕ける音などが含まれるそうです。おおむね一～一〇〇ヘルツの音を低周波音、特に人間の耳では聞きにくい音を、つまり二〇ヘルツ以下の音を超低周波音と呼びます。さて、その低周波音への苦情が増えているというのが今回の記事でした。苦情件数は年間二〇〇件を越えて、二〇年前の五倍以上になったそうです。記事のなかで大切な部分は、省エネ対策で急速に普及した家庭用発電装置や給湯機器が発生源の一つとされ、隣人間のトラブルが裁判に発展するケースも出てきたという点と、環境省が二〇〇七年に作成した市民向けパンフレットで、低周波音について「不快感を抱く人もいる」とした上で、「寝室を変える」「窓の揺れを抑える」などの対策を呼びかけたが、健康被害との因果関係については、今も「調査中」（担当者）と慎重な姿勢だということです。

まず、僕は低周波音が高率に健康障害を起こすとは考えにくいと思っています。低周波音には、トラックや船のエンジン音、工場のタービンの音なども含まれます。産業医の先生方からそれらの低周波数の音で健康を害したとした報告は多くはありません。つまり自分の仕事場の音であれば健康被害につながりにくいのです。また滝壺のそばに住む人が滝の音で、また防波堤のそばに住む人が波の音で体調を崩したとはあまり耳にしません。一方で、家庭用発電装置や給湯機器が発生源のときは健康被害として報告されます。違いはなんでしょうか。僕的な見解は、平穏だった生活に突然、微妙な変な音が聞こえるようになって、昔と比べてなんとも不愉快な日々になったということです。あいつが引っ越してきたから、変な音がし出して調子が悪いといったストーリーが出来上がります。そしてなんとなく不調や心の病気に至ることは珍しくありません。もちろん、風力発電機が設置されて、その微妙な低音の連続が我慢できないということもあります。一方、仕事でトラックを運転している人、仕事で船に乗っている人、仕事で工場での低音環境にいつも従事している人には、それは最初から定まった致し方ない事態なので、いちいち気にするよりも、致し方ないと思って受け入れることができるのです。違いわかりますか。自分にとって生活の糧であって、そんな音も致し方ないと思えればOK、一方で突然に変な音が心地よかった環境に侵入してくるとNO、当たり前といえば当たり前の感情ですね。

そこでその低周波音に病気との因果関係があるかといわれれば、心の問題を介しての因果関係はもちろんあるのでしょうが、心の問題を介さずに、直接に病気としての原因になるかは難しいところですね。だからこそ、環境省のＨＰにも明らかな因果関係は今も「調査中」と慎重なのです。確かに海外の論文などには低周波音が直接に健康被害を引き起こすというものもありますが、その頻度はそれほど多くはないと僕は思っています。どの程度の頻度かを確かめるには船や工場など、低周波音の環境下で働いている人の健康状態のチェックをすると概要が掴めると思っています。また、ボランティアを使って実験をしてみるのも面白いですよね。人はいろいろですから、低周波音に過敏で病気になりやすい体質の人がある程度存在していても不思議ではありません。低周波音と健康の関係性はまだまだ調べる必要がある領域と思っています。実際に僕自身は、夜中に空気清浄器の低周波音は気になるのでオフにして寝ています。また、耳鳴りで困っている患者さんには敢えて低周波音を発する機械を枕元において寝ることも勧めています。耳鳴りが気にならなくなることがあるからです。

津波

二〇一一年三月十一日の金曜日の午後、僕は通常通りに大学病院で外来をやっていました。経験したことがないような揺れで本当にびっくりしました。また、大学病院が免震構造の新棟であったので、揺れはゆっくりと大きく、床の上に置いてある机やベッドが、ゆっくりと移動したことを覚えています。免震構造のため人が怪我をするようなことはありませんでした。その後は、テレビの中継で、どこで何がどの程度の規模で起こっているのかが徐々に判明してきました。東京都内も交通は寸断され、帰宅困難者の増加などが予想されました。幸い自宅には電話が通じ家族の無事は確認できましたが、テレビは落下し、食器棚は倒れ、至るところにガラスの破片が散乱しているということでした。今後起こるであろう事態の予想もできないような状況下では、病院にいることが最良だろうと思っていました。

さて、次第に地震の全容が判明し、僕の人生では経験したことがないような大惨事だとわかりました。大学病院は救急救命の部署などもありますので、そちらは消防庁からの要請などに応じて適切に対応しているはずです。僕ができることは何かを探しました。そして僕が顧問をしている板橋区の公益財団法人愛世会の病院である愛誠病院から何かできることはないかとの発想に変わりました。そこで愛誠病院の有志を集めて、愛誠病院のバスで被災地を訪れる応援部隊を結成しました。このバスがスタッドレスタイヤではないので、応援に行く場所は福島と決め、そして福島の病院に電話をして救援が必要かを尋ねました。その病院からはもちろん応援に来てもらいたいとの要請があり、震災から三日後に福島に向かいました。お願いされたものは、まず飲料水でした。そして食糧。また医薬品などです。それらを満載して福島に向かいました。首都高速は通常通りに走行できましたが、一般車が通行止めの常磐高速は、救援用の許可証を前面に出しての走行です。高速道路が震災で凸凹しているので、こんなにも揺れるものかと思ったものでした。被災地の病院に救援物資を届けました。幸いにも重症患者の搬送などは終了しており、飲料水が確保できて、安堵されていた様子でした。いろいろと不要かなと思うものも積んでいきましたが、それらも役に立ったようでした。医師としてのマンパワーはその時点ではそれほど必要ないとのことで帰宅の予定にしました。その帰りに、是非被災地を見てから帰ってもらいたいといわれ、海岸に向かいました。病院は海岸から離れたところにあり、地震の揺れによる損害はたくさんありましたが、津波の惨禍はまったく感じられませんでした。ところが、海岸に向かうと、光景は一変します。津波の高さより下は地獄、上は天国です。地震で倒壊した建物はそれほど多くなく、基本的に津波で建造物はすべてなぎ倒されていました。本当に津波の高さの上下で、天と地ほどの差があるのが実感できたのです。

医療を三〇年近くやってきて、「人生は、そして社会は、時に理不尽で、不条理で、不公平」と思っています。病気や外傷の患者さんと接すると本当にそう思うのです。今まで平穏な毎日を送ってきたのに、突然に大変な病気に見舞われることもあるでしょう。突如災害に巻き込まれて怪我をすることもあるでしょう。医療の現場ではいつも各個人に理不尽、不条理、不公平が起こっています。大勢が怪我をすれば、誰を先に救うのかも、理不尽と思えることもあります。不条理と感じることもあります。救命処置をしてもいずれ死ぬであろう人は後回しにして、救命処置をして救命できる可能性が高い人を優先します。そんな行為をトリアージと呼びますが、その基準も、救命処置から外された人には、理不尽に映るでしょう。津波よりほんの少し早く高台に辿り着いていれば、命の危険はありません。そして辿り着けずに懸命に津波の中を彷徨っている人を高台から見ることになります。それも不条理です。本当に人生は運と縁だと思うのです。

残された僕たちの使命は、理不尽にも生きることができなかった人の分まで生きることです。いずれ人は死にます。でも幸いにも命を永らえた者は、その恩返しをすべきです。なんでもいいのです。できることを。僕には医療があります。医療の範囲でこれからも、困っている人々を死ぬまで助けていきたいと思っています。そんな思いを強くした二〇一一年の三月でした。そしてそれを毎年思い出す三月なのです。

昔の知恵も役に立つ

新年度になると入学式がありますね。この季節で嬉しいことは、元気になって、そして高校や、大学、そして就職した元患者さんが挨拶に来てくれることです。こんなときは医者冥利に尽きますね。

中学校に登校できずに、つまり不登校でいろいろな先生や病院に行っても治らなかった子が、僕の外来にはるばる来てくれて、そして漢方を処方しながら、いろいろな話をして、そして無駄話もして、なぜかぽつぽつと元気になって、そして無事に高校に進学し、そして有名音楽大学に入学して、挨拶に来てくれました。

また、人前で話すときは、どうも苦手で、喉に違和感があって、学業にも支障があるほどの子が、漢方の内服と、そして僕の外来への通院で楽になって、そして希望の有名私立大学に合格しました。

有名進学高校の保健の先生から紹介されることもあります。その子は奇妙な咳発作があって、咳が始まるとまったく止まらず、都内のいくつもの有名大学病院に診てもらったが、でも異常はなく、そして最後に僕の外来に辿り着きました。そんな「世にも不思議」と、呼吸器内科の先生が思う症状も、漢方で治りました。そして無事に超難関国立大学に合格しました。

四月とは無関係ですが、大学入学後より生理がまったくなくなった女性が、僕の外来に来て、そのときは三〇歳前後でしたが、漢方を飲んで生理が再び始まって、そして「諦めていた結婚ができ、その上、子宝にも恵まれた」と挨拶に来てくれました。

僕は漢方も使える西洋医です。若い頃は血管外科医として動脈瘤破裂などの緊急手術に備えて、二十四時間三六五日いつでも出動できる体制で働いていました。そんな手術で救命できたときの満足感は外科医でなければ味わえないものでした。たくさんの患者さんを救いましたよ。でも残念ながら力及ばず亡くなった方もいます。セカンドオピニオンを日本で最初に大学病院で保険適用で始めて、そして世の中には現代医学で治らない患者さんがたくさん存在することに気が付き、漢方に目覚めました。

なぜ漢方かの最大の理由は、漢方薬が保険適用だからです。現代西洋医学で困ったときに、世界中にはいろいろな医療があるでしょう。そのなかのどれかが有効かもしれません。しかし、保険が使えなければ自費診療になります。保険を利用することに比べればとんでもない高額になります。でも保険適用の漢方は本当に安価なのです。

問題は漢方が本当に効くのかということです。漢方は生薬の足し算の叡智です。昔からの知恵の集積で、症状と処方が結びつきます。しかし、そこに現代西洋医学的なサイエンスはありません。ここでいう「現代西洋医学的サイエンス」とは、病気の本当の理由です。仮想病理概念ではなく、誰もが納得できる理由です。たとえば、結核であれば結核菌が存在して、そして抗結核薬を飲めば治る可能性がきわめて高いというストーリーです。腹部大動脈瘤の破裂であれば、それを緊急手術で人工血管に置き換えれば救命できる可能性が高いということです。高血圧による動悸や頭痛であれば、降圧薬の投与で楽になるでしょう。高血糖による喉の渇きや多尿はインシュリンを適切に使えば改善します。つまり西洋医学的サイエンスは診断学です。そしてそこに誰もが納得する数値化された結果や画像診断があります。そして診断が確定すれば、それ以上は患者さんが何をいおうが、治療法が自動的に決まります。医療サイドが主導権を握ります。通常はこれで治るのです。医療の進歩は診断と、そしてその診断に基づく治療です。抗結核薬、人工血管、降圧薬、インシュリンなどの原因に則した適切な治療です。

さて、二十一世紀になり医学は相当の進歩を遂げました。ところが完璧ではないのです。まず診断が付かないことがあります。今の医療では病気が見つからないということです。また西洋医学的サイエンスに基づいた治療をしても治らないことがあります。そんなときに、西洋医学的知識ではフリーズします。だって、治せないのですから。そんなときに、漢方が力を発揮することがあるのです。今の医学で困っているときに昔の知恵を拝借すると本当によくなることがあるのです。漢方が本当に効くのかと疑念を持つ前に、まず困ったときには使用してみることです。僕が漢方という存在を知っていて本当によかったと思えるのが、西洋医学的な治療をたくさん行っても治らなかった方々に「先生のお陰です」といわれるときです。そんなときには「昔の知恵も結構役立ちますね」と答えています。医者冥利に尽きる瞬間なのです。

野球と医療

プロ野球が始まったので、僕は先日数年ぶりに東京ドームに巨人戦を観に行きました。開幕数日前に東京ドームのＨＰを偶然に見ていたとき、チケット購入方法のボタンをクリックしていたら、なんと席が空いていたのです。思わず衝動買いをしてしまいました。久しぶりの東京ドームの巨人戦、相当楽しみましたよ。

野球を観ていて思ったことは、医学の臨床研究と野球の試合の類似点についてです。最近、「エビデンス」という言葉をときどき耳にします。「その治療、その薬が本当に有効というエビデンスがあるのか」といった文脈で使用されます。つまりその治療、その薬のあるなしで本当に結果が違うのかといった意味です。たとえば、がんでエビデンスがある治療は、外科手術、化学療法、放射線療法が三本柱です。その治療が本当に有効かを調べるには、まったく同じ群を二つ作って、そして片方には有効かを調べたい治療や薬物を加え、その治療や薬物を使用しないグループをもう片方にします。そしてその二つの群で明らかに差があれば、その治療や薬物が有効だというエビデンスがあると結論されます。

野球で喩えれば、ある選手が本当に必要かを調べるようなものです。ある選手が出場した試合と、出場していない試合を比べます。そしてそのほかのメンバーは同じにするのです。そして勝率に差が出れば、その選手は本当に大切な選手だと判明するということです。プロ野球にもたくさんのスーパースターがいますね。そんな選手が本当に必要かということです。たくさんの勝ち星を挙げる投手、また高打率、高得点、たくさんのホームランを打つ選手、また送りバントや盗塁が上手い選手などなど統計的には優れている選手を見つけるのは、ある意味簡単です。たくさんの統計が用意されていますから。しかし、本当にその選手がいないと、試合に勝てないのかは実は不明なのです。だって、主力が抜けても、それほど問題なく以前と同じような勝率で勝ち進むチームもあれば、一方で誰かが抜けたとたんに負け始めるチームもあります。勝ち星をたくさん挙げている投手のときにはいつも打線が爆発していればその投手でなくても勝てるでしょう。安打をたくさん打てば高打率にはなりますが、得点に無関係であればチームの勝利に貢献はしていないかもしれません。

エビデンスがある治療とは、その治療のあるなしで結果に統計的な差があるものです。野球で喩えるとイメージ的には全盛期の長島、王、イチロー、松井などのスーパースターが思い浮かびます。でも彼らだけで試合は勝てません。チーム全員の総力戦が野球です。また、選手以外にもいろいろなサポートをしてくれる影の功労者もたくさん必要でしょう。そんな個人個人の総和、つまり総力戦と、そして指揮官と、そして最後は運で、勝敗は決まるのだろうと思っています。医療も同じですよ。エビデンスがある治療は、がんでは外科手術、化学療法、放射線療法です。でもそれらだけでは不十分かもしれません。つまりエビデンスがないような治療、なんとなくいいのではと思われる治療の積み重ねも一方で大切なのです。がんであれば、食事、運動、体温管理、ストレス管理、禁煙、減酒、希望を持ち続けることなどなどいろいろと注意すべきことがあるのです。エビデンスがある治療だけをして、そしてがんに勝とうというのはスーパースターだけを揃えて野球の試合に勝とうという考え方に似ています。もちろんスーパースターは必要です。しかし、スーパースターほど明らかな実力は認められないが、でもそれなりに役割を演じている選手も実は大切なのです。だからこそ、がんであれば、よさそうなことをいろいろと試してそしてその治療の総和としてがんに打ち勝つ、またはがんと一緒に生き抜く可能性が増えてきます。

ガイドラインにはスーパースターが並んでいます。ガイドラインだけに頼っていると、手術も終了した、放射線治療も使用できる限界まで行った、そして抗がん剤も効かなくなってきた、そんなときに打つ手がなくなるのです。そしてガイドラインで行うことがなくなると、「では緩和医療に相談してみてください」といった流れになります。そんなときにもいろいろな治療の引き出しを持っている医師は頼りになりますね。僕の外来にも、そんな方が全国からたくさん訪れます。ある意味、サポート外来です。スーパースターを並べる治療はどこもやっているでしょう。そんな治療と併存しながら、またそんな治療が終わってやることがないときに、ある意味、エビデンスが明らかではない、でも経験的に有効であることを、つまりささいと思われることを積み重ねることで、長生きする人は結構います。久しぶりに野球観戦をして思った医療のお話でした。

88002-198 JCOPY

エコノミークラス症候群

僕の専門領域の一つである静脈外科のお話をします。

エコノミークラス症候群とは、飛行機の長時間のフライトで、それもエコノミークラスに搭乗していると、着陸後に突然胸痛や意識消失となり、そして死亡に至ることがあるために命名された病気です。医学的な名前は、「肺血栓塞栓症」といいます。血栓とは血の塊、塞栓とは何かが血液に乗って流れてきて血管が詰まることをいいます。つまりどこかでできた血の塊が肺の血管に詰まり、そしてそこで血の塊がどんどん大きくなっていくという病態です。どこで最初に血の塊ができるかというと、命にかかわる血の塊は足（ここでいう足は下肢のことです）にできます。足の静脈にできるのです。動脈は心臓から組織に血液を送る血管、静脈は組織から心臓に血液を送る血管です。つまり動脈はきれいな水道水、静脈は下水といったイメージです。静脈の血液は肺で酸素化されて、心臓に戻り、そして動脈を通ってまた全身に送られます。エコノミークラス症候群は動脈ではなくて、静脈の血栓がその原因なのです。

血液は基本的には固まりません。なぜ固まらないかは三つの要素があります。

①血液が流れていること
②血液が正常な血管のなかにあること
③血液が固まりにくい状態になっていること

の三点です。人間は生きている以上、血液は流れているのではと思われるでしょうが、たとえば心房細動という心臓の一部が震えている状態ではそこに血栓ができます。そしてその血栓が剥がれて、動脈に沿って流れていくと、脳梗塞などの原因になるのです。動脈に比べて静脈は太いので流れが遅いのです。そして静脈には、動脈が心臓のポンプ作用でいつも血液が押し流されているような、常時機能しているポンプがありません。静脈のポンプはふくらはぎなのです。ふくらはぎを使えば、つまり歩けば、動けば、つま先立ちをすれば、下肢の静脈血は勢いよく心臓に戻ります。一方でふくらはぎの筋肉を使わないと静脈血の流れは遅いか、止まっているのです。また、重力によっても静脈血は心臓に戻ります。頭の血液は自然と心臓に戻るのです。また寝た状態であれば、つまり心臓と足が同じ高さであれば、ふくらはぎを使用しなくても血液は重力に逆らう必要がないので、やすやすと心臓に戻ります。

また血液は正常な血管の中にあれば固まりません。一方で怪我をすれば出血して血液は固まります。つまり血管のなかから漏れ出したから固まるのです。動脈硬化などがあると血管内膜が障害されますので、血液が固まりやすくなります。そして血液が固まりにくくなっているというのは、まず血液を固まりにくくしているタンパク質があります。そのタンパク質が少ない人や、また妊娠時などはそのタンパク質は低下しますので、血液が固まりやすくなるのです。そして水分が足らずに脱水状態になると血液はいわゆる「ドロドロ」状態になるので固まりやすくなります。

エコノミークラスの狭い座席では、それも窓側などに座ると、トイレに行くのも面倒に感じて、ついつい水分を控えてしまいがちです。そして足を下ろして、かつふくらはぎを使わない状態が十二時間以上持続すると、足の静脈に血栓ができます。それが、着陸してロビーに歩き出した途端に、静脈壁から剥がれて心臓に向かって流れ出します。心臓を通過して、そして肺に詰まるのです。その血栓の量が多いと、換気障害を引き起こして死亡します。これが、エコノミークラス症候群のストーリーです。同じことが、地震などの被災地でも生じます。狭い車での生活が同じ状況を生み出します。またトイレが汚い、遠いなどの理由で、運動量が極端に減ります。また飲料水の不足で脱水状態になります。足の静脈に血液の塊ができやすい状態ですね。しかし、それは簡単に防ぐことができます。つまり頻回に歩けばいいのです。ふくらはぎを使えばいいのです。またときどき足を心臓よりも上に挙げましょう。すると重力で血液は心臓に戻ります。逆立ちする必要はありません。ほんの少し、足を挙げればいいのです。また、水は飲みましょう。水分補給に心がけてトイレに頻回に行く人はエコノミークラス症候群にはほぼなりません。可能であれば、弾性ストッキングも履きましょう。これは健康人が常時履いていてもまったく問題ありません。僕はいつも、夏でも、弾性ストッキングを履いています。エコノミークラス症候群は心がけで防げる病気です。ちょっとした努力を欠かさず行ってください。

保険適用の煎じ薬

漢方薬の煎じ薬も実は保険適用であるというお話です。日本で保険適用となっている漢方エキス剤は約一五〇種類あります。エキス剤とは、インスタントコーヒーのようなイメージです。

インスタントコーヒーはお湯に溶かすと本当のコーヒーに非常に近くなります。同じように漢方のエキス剤もお湯に溶かすと昔ながらの煎じた漢方薬に近くなるのです。

そもそも漢方薬の歴史は非常に古いのです。日本漢方のバイブルともいわれる『傷寒論』という「書物（?）」は約一八〇〇年前には出来上がっていたといわれています。日本では卑弥呼が登場する頃です。その傷寒論のなかに現在の保険適用漢方薬の約半数が含まれています。敢えて「書物（?）」と記載したのは次の理由からです。一八〇〇年前には紙や印刷技術が普及していませんので、当時は竹や木を糸で板状につなぎ合わせて、そこに墨や漆で字を記載したそうです。竹簡とか木簡といいます。そして保管するときはくるくると丸めて保管したのです。ですから今でも百科事典などは「〇〇巻」とナンバリングすることがありますね。そして一番重要な、そして重いものは、一番上に置いたので「圧巻」という言葉が生まれたそうです。「圧巻」のくだりはテレビの仕事でご一緒した林修先生に教えてもらいました。さて、問題はその傷寒論の原本がどこにもないことです。現在ネットなどで「傷寒論」と検索して得られる画像の多くは、紙と出版技術が進歩した宋時代の写本です。一八〇〇年前に本当にあったかは実は疑問としても、宋の時代、約千年前には確実に漢方の知恵は存在していました。

漢方は生薬の足し算の叡智です。現代西洋薬学は引き算の知恵です。何か薬効がある成分を含む生薬から精製分離するという化学的知恵が産まれたのは約二〇〇年前です。僕は、「一八〇四年に阿片からその主成分である物質が精製分離でき、それをモルヒネと名付けたので、そこから現代西洋薬学が産声を上げた」と講演会では説明しています。そんな引き算の知恵ができるようになる前は、足し算を致し方なく行ったのです。薬効がある生薬を足し合わせて、効果を増強し、副作用を減らし、そして新しい作用を生む組み合せを創り上げました。そんな知恵が漢方です。

生薬は多くは植物由来です。まれに動物、鉱物由来のものなども使われます。それらを通常は煎じたのです。お湯で煮詰めたのです。ですから漢方薬の多くは名前の最後に「湯」が付きます。一番身近な葛根湯《かっこんとう》もそうですね。この葛根湯《かっこんとう》も実は傷寒論に登場します。

煎じ薬の利点は、生薬をいろいろと加減できることです。構成生薬の分量の加減もできますし、また新しい生薬を加えたり、特定の生薬を抜いたりもできます。オーダーメイドの漢方薬が作れるということですね。ブレンドコーヒーをマメの種類や量をいろいろ工夫してよりおいしくするのと非常に似ています。欠点は毎日煎じるには手間も時間もかかることです。煎じるには三十分は必要ですから。また携行には向きません。つまり現代人がポケットに入れて持ち歩くという西洋薬のイメージからはまったく別物になります。そこで、エキス剤が登場しました。煎じ薬を煮詰めて、その成分を乳糖などに吹き付けて、そして顆粒にしています。通常は五年間の有効期限があります。便利ですね。

さて、日本では約一五〇種類の漢方エキス剤が保険適用です。医者に行って、そして処方箋をもらうと本当に安価に購入できます。三割負担で一ヵ月処方してもらって、皆さんが薬代として支払うお金は平均千円です。一ヵ月分でたった千円なのです。すばらしいわが国の健康保険制度ですね。そして実は煎じ薬にも保険が適用されています。ただ、その処方箋を扱える薬局が少ないのです。院内薬局でも院外薬局でもいいのですが、たくさんの生薬を常備している必要があります。生薬の値段が高騰している昨今、たいした利益にならない保険適用漢方煎じ薬を扱うことができる施設は限られています。生薬には品質があります。すばらしい生薬を揃えると保険適用のお金では赤字になります。そこで致し方なく自費診療を行っている漢方医も少なくありません。

でもせっかく、漢方のエキス剤も煎じ薬も保険適用なのですから、まずどの医療機関でも扱える保険適用漢方エキス剤を試してみる。そして治らないときは、保険適用の煎じ薬を試してみる。それでも治らないときは自費の漢方薬を試してみるという順番が正しいように思えます。そして漢方が使える西洋医を自負している僕としては、漢方薬は西洋医学の補完的薬剤と思っていますので、西洋医学で治せる疾患は西洋医学が優先されるべきと思っています。

もしも保険適用の漢方煎じ薬を試したくても、近所にそんな施設がないときは、僕が顧問をしている公益財団法人愛世会愛誠病院の上野クリニックにお越しください。上野駅前です。板橋の愛誠病院の本院では煎じ薬は扱えません。上野クリニックでは保険適用で漢方煎じ薬が処方できます。

情報を上手に活かす

「タバコ非合法の国」が僕の夢、という僕のエッセイが四谷にある大学の保健センターで壁新聞のように大きく掲示されているということを知人経由で知りました。うれしいですね。

コンピュータが普及し、スマートフォンが普及し、インターネットから情報を取ることが多くなりました。僕の生活もそうです。インターネットはこちらが興味を持って取りに行けば、いろいろな情報を瞬時に検索できます。本当に便利です。しかし、そこは玉石混淆です。誰がチェックするわけでもありません。むしろ誰にもチェックされないことがインターネットの魅力でもあります。

インターネットがない頃は、偶然にたくさんの情報を手にしました。人と会うときなどもそうです。駅には伝言板がありました。黒板やホワイトボードに各自が簡単なメッセージを残せる機能です。ある時間が経過すれば消されます。今は携帯電話があります。メールがあります。いつでも連絡が可能です。昔は違いましたね。もしも何かあれば駅前の喫茶店にいるとか、定刻を過ぎたら本屋で待っているとか、それぞれに工夫をしました。そんなときに読む雑誌や書籍から、新しいことを手に入れた想い出があります。偶然を楽しむ時間があったように思えるのです。

ところが今は本当に忙しいですね。持ち運びできるＰＣがあって、それを無料のネットワークに接続したり、Wi-Fi のルーターを持ち歩いたり、最近はスマートフォンからもデザリングできますから、どこでもネットにつながります。また短い文章であれば、スマートフォンで入力もできます。原稿のチェックもPCやスマートフォンでできます。いつでも働いているようです。無駄な時間を楽しむことが本当に減りました。

そうすると、自分の興味があることはどんどんと調べることができます。興味があるのですから、自然とそれに費やする時間も増えるでしょう。ある意味、一日中そんな自分の興味だけに集中することもできます。いろいろなことに興味がある人は、いろいろなことを調べるでしょう。でもあくまでも調べる側に主導権がありますね。たまたまいろいろな情報に接するという機会は、やはりテレビ、ラジオ、新聞、雑誌などが適切と思います。こちらはディレクターや編集者がいて、そして情報を取捨選択した上で流します。ですから、インターネットのようにまったく一個人が、自分の責任で書いている文章や情報とは異なります。ある意味信憑性があるということです。しかし、言葉を換えれば、ディレクターや編集者の意向に左右されるということにもなります。

四谷の大学では僕のエッセイを気に入って頂いて、そして多くの人の目に触れた方がいいとの判断があって、壁新聞のように加工して医療情報を積極的に取りに行かない人が目にする機会を作って頂いたと思っています。うれしいことです。

　インターネットが普及して、情報は氾濫しています。医療情報もしかりです。将来的には正しいことは集約していくのですが、何が正しいか現時点ではなかなかわからないネットの医療情報では、玉石混淆の度合いは相当なものになります。そんなネットの医療情報には上手に接することが大切ですね。僕の患者さんには、テレビの健康番組はすべて見る、録画してでもできる限り見る、また新聞も医療関係の記事は隅から隅まで読む、そしてインターネットで医療記事のネットサーフィンを行うという人がいます。そしてどの情報が正しいのですかと質問に来るのです。そんな人のなかには、僕たちと同じように医療に精通している人もいますが、専門家目線からすれば、なんでこんな馬鹿げた記事を信じるのだろうと思うこともしばしばあります。

　情報は欠点と利点を知って利用してください。テレビ、ラジオ、新聞、雑誌などのマスメディアは、信憑性は高いがディレクターや編集者の意向に左右されます。インターネットは誰でも自由に書き込める分、信憑性は読み手の判断に任せられるが、その文章は書き手の意向がそのまま反映されているということです。

　この四谷の大学とは不思議な縁があって、浪人時代に興味を持った加藤周一という作家が教授をしていました。その人の授業を聴きたくて、何度も聴講に行きました。また今は某大学のリハビリテーション科の教授になった同級生が、医学生時代にジャズダンスをやろうというので、隣の駅だったこの大学の体育館で当時流行始めたジャズダンスを踊ったこともあります。不思議なご縁ですね。

ゼロリスク症候群

『ファールボールで失明』という記事についてのお話です。

新聞記事からの情報では、北海道日本ハムファイターズがファン拡大のために招待した小学生の保護者である三〇代の女性が、一塁側内野席前列で観戦中に、試合中のファールボールが当たって、右目を失明したという事故だそうです。控訴審では、札幌ドーム、北海道日本ハムファイターズ、そして札幌市に損害賠償を命じた一審の判決を変更し、球場自体には欠陥はなかったとして、札幌ドームと札幌市への請求は棄却し、球団のみに三三五〇万円の賠償を命じたということです。

つい数ヵ月前から日本のプロ野球をときどき球場で観るようになった「にわかプロ野球観戦ファン」の僕としては、札幌ドームは行ってみたい場所なのです。それはアメリカの球場のように、一塁側と三塁側の内野席前方に観戦に邪魔な背の高い金網がないからです。札幌ドームのバックネット裏を除く内野のネットは二〇〇六年から外されたそうです。多くの日本の球場が内野にネットを張っているのとは異なっています。

まず、失明された方に賠償金が支払われるという判決は納得できます。そしてファン拡大のために招待した小学生の保護者ということでますます同情しますね。保護者の女性は野球にまったく興味がなかったのでしょう。もしも少しでも興味があれば、硬いボールが高速で内野席に飛び込むこと、また大きなフライがネット裏や、もちろんホームランとして外野席に飛び込むことは常識として知っていたでしょう。それが当たればある程度の怪我、当たり所が悪ければ相当な重症を負うことも当然に予想できます。ところが、野球に興味がなければ無理ですね。ですから、球団はファン拡大のために招待するようなご家族は、ほとんど打球が届かない外野の最後方の区画などに招待すべきだったのですね。そして希望者には危険性を周知した上で了解をとって、少々危ないが臨場感がある席に移動させるべきだったと思います。

一審判決は「球場のフェンスの高さでは打球を防げず、安全性を欠く」としたそうですが、高裁判決は「安全性の確保のみを重視し、臨場感を犠牲にして徹底した安全設備を設けることは、プロ野球観戦の魅力を損なう」と判断し、フェンスが他球場に比べて特に低かったわけではなく、注意を促す放送をしていた点も踏まえ、球場に欠陥はないと認定したそうです。この判決は僕にとってはありがたいことです。日本のすべての球場がアメリカのボールパークのようになってもらいたいと切望しているのに、つまり野球専用の施設で、必要最低限のネットだけを配置して、天然芝で、全席がフィールドに近い臨場感のある施設を願っているのに、一審判決のように、「球場のフェンスの高さでは打球を防げず、安全性を欠く」とされたのでは困ります。そこまで危険をゼロにしたいのであれば、無観客試合にするか、またはネットを観客席周囲すべて、つまり頭上にも張ればいいのです。観客が鳥かごの中にいて観戦するというスタイルです。でもそれでは窮屈なので少々の危険を承知で観戦するのです。僕の考えでは、自分の意思でチケットを買った人は当然に打球による怪我のリスクを引き受けていることになります。

危険をゼロにするちょっと馬鹿げた考えを僕は「ゼロリスク症候群」と呼んでいます。医療でもありますよ。何かの症状で医者に行って、「大丈夫だと思いますよ。少々経過をみて悪化するようなら検査を追加しましょう」などといわれたときに、「本当に大丈夫ですか。一〇〇%危険はないのですか?」といわれると、医者はほぼ心配ないが、そこまで心配するのならほんの少しの危険性を排除するために、いろいろな検査を予定するのです。少々の危険はどこにも内在しています。僕はそんなときに、「あなたは今日病院に来てくれましたね。交通事故で死亡する人は年間約四千人います。交通事故に遭遇するリスクを減らすもっとも簡単で確実な方法は外出しないことですよ。でもあなたは年間四千人の死亡というリスクを背負って外出したのです。その危険性よりも今経過を見ることは遥かに低いリスクですよ」などとお話します。

一〇〇%の安全性、0%のリスクを追究すると不幸になります。不要な検査で時間とお金が費やされるぐらいは我慢できますが、検査による合併症が生じることもあります。つまり不要な検査で結果的には不利益を被ることがあるのです。悩んだときに有効なフレーズは、「先生ならどうしますか?」と尋ねてください。こちらは専門家です。僕なら、私なら、自分たちの家族ならこうするという意見が最良の選択肢なのです。そして心配なら数軒の医者に意見を聴きましょう。そして同じ答えが返ってくれば、その結論が妥当なものだと理解できます。ある程度のリスクを承知して僕たちは生きているのです。

医療の二刀流

もうすぐ東京ドームで始まる読売ジャイアンツ対北海道日本ハムファイターズの交流戦がとても楽しみです。北海道日本ハムファイターズの大谷翔平選手が二刀流で、つまり投手としても打者としても先発して、そして高橋由伸監督率いる巨人軍との対決が見たいのです。先日の楽天戦では、指名打者制度があるパリーグで、その指名打者制度を使わず、六番投手として先発し、投手としては最速一六一キロの直球を軸に七回四安打一失点で三勝目、打撃では今季二度目の猛打賞と、投打にわたる大活躍を見せたそうです。昔は漫画の世界でしかあり得ないと思っていた光景が確かに起こっています。東京ドームでの観戦が理想ですがちょっと無理でしょう。テレビで生中継をするようなので是非とも観戦したいと思っています。

読売ジャイアンツの高橋由伸監督も大好きですよ。同じ大学ですからね。僕が学生の頃は早慶戦になると徹夜をして並んだものです。医者になっても早慶戦の結果は気になり、そして高橋由伸選手の活躍は知っていました。そして巨人軍に入団し、大活躍しましたね。その後は、長嶋茂雄さんと同じように、引退して即監督という道を歩んでいます。その監督一年目で、故障者も多くなかなか苦労しているようですが、首位とは数ゲーム差で、本当によくやっていると思っています。

また北海道日本ハムファイターズの栗山英樹監督も好きですよ。国立大学出身で大学教授を歴任して、そしてコーチの経験がなく監督になった人です。大谷翔平選手は高校卒業後に即メジャーに行くのかと思っていましたが、彼を敢えてドラフトで単独指名して、そして二刀流を続けられる環境を提供している監督として僕は注目しているのです。古株の評論家の何人かは、「二刀流は、馬鹿だ、論外だ！」と罵声を浴びせていますが、それに動じることなく、頑張る大谷翔平選手も、またそれを実現させている栗山英樹監督にもエールを送っています。

ある方の本を読んでいて、「プロ野球の監督には投手出身と野手出身に分かれて、それぞれ選手の起用方法に違いがある」といったことが書いてありました。それぞれに長所と短所があるということでした。そうすると将来、大谷翔平監督がもし誕生したら、投手として、また野手としての視点を持って両方の長所を活かせば、また違った野球が展開されるのでしょうか。夢は尽きませんね。

医療には内科系と外科系がありますね。消化器内科と消化器外科、循環器内科と心臓血管外科、呼吸器内科と呼吸器外科などがわかりやすいですね。野手と投手のようなものです。敢えて内科が野手で、外科を投手として比べているのは、内科医を志してその後に外科医になることは無理ですが、外科医を志して、その後に内科医になる人は少なくありません。野球では投手から野手に転向する人はいますが、野手から投手に転向する人はほとんどいませんね。

監督によって野球の作戦に違いが出るように、医療でも治療戦略が異なることがありますよ。わかりやすいのは心臓の病気で、心臓の血管が狭くなる病気、つまり狭心症になると、心臓血管外科の先生はバイパス手術を選択することが多く、一方で循環器内科の先生はカテーテル治療を選択することが多いと思います。自分が得意な領域の作戦を選択するという当たり前の帰結と思っています。そして両方の診療科が切磋琢磨している病院では問題は起こりません。本当の二刀流ということです。しかし、片方の力が明らかに強い病院ではそちらの意見が優先されるでしょう。

また循環器内科しかない病院では、あるときは致し方なくカテーテル治療を選択しているかもしれません。また心臓血管外科の先生が循環器内科の仕事まで行っている病院では、循環器内科と標榜していながら、自然とカテーテル治療ではなく、バイパス手術の治療数が増加することもあるでしょう。内科領域と外科領域で異なった診療科が併存する場合には、ある意味致し方なく生じることかも知れません。

一方で、泌尿器科や産婦人科、整形外科などは内科的診療も外科的診療も行っています。つまり二刀流ですね。そこで問題になるのは、本当に一流の外科的診療も、一流の内科的診療もできるかがわからないことです。外科的手技はまったくできない泌尿器科医、産婦人科医、整形外科医もいるでしょう。また外科的手技にだけ興味がある人たちもいます。本当の二刀流の先生は思ったほど多くないのかもしれません。そして野球のようにわかりやすい評価が医療では難しいからです。野球の成績はデジタル的に数字での評価が可能で、数字であれば誰もが納得する比較ができます。その点、医療評価という視点から手術数や外来診療数以外でのデジタル的なデータをあまり見ません。やっぱり医療は運と縁だと思う今日この頃です。

エスカレーターとリスク回避

リスク回避のお話です。たくさんの人が一緒に暮らしている以上、いろいろなトラブルが生じますね。そんなトラブルが原因で傷害事件や過失致死事件にまで発展することもあります。病気と並んで怪我を回避することも大切な長生きの秘訣ですね。

さて、「みんなで手すりにつかまろう」という啓発ポスターをご存じですか。黄色の背景に、エスカレーターが描かれていて、利用している人は手すりを持って左右どちらにも立っています。つまりエスカレーターの片側を空けて歩いたり走ったりするのは止めましょうというメッセージです。

そんなポスターを最近目にしました。東京駅や上野駅など僕が利用する駅でもちょくちょく見ます。さて、そんなポスターを素直に信じて、右側に立って手すりを持っていたら、年配のご夫婦から「関東では左に立って、右を空けるのがルールですよ」と親切なお言葉を頂きました。そして、壁に貼ってあるそのポスターを指で指して納得して頂きました。

また、別の駅で右側の手すりを持って立っていると、後方から来たちょっと怖そうなお兄さんに「どけ！」といわれました。このときは、横のポスターを指し示せるようなムードではなかったので、左側によけて、彼が駆け上がる通路を空けました。

このキャンペーンはHP上でのパンフレットを見ると、二〇一五年の七月二十一日～八月三十一日に行われたもので、後援に国土交通省と消費者庁、そしてJR各社や私鉄各社、地下鉄各社など約五〇社が名を連ねています。そのポスターも載っています。

そして駅員の方に聞いてみました。すると、なんと何人かの駅員の方は、「左に立って、右を空けて下さい」と答えるではないですか。そしてこの啓発ポスターの写真をスマートフォンで見せると、その存在も、その意味するところも知っています。「では、僕はこのポスターに従って、左でも右でも好きな方に立って、手すりを持てばいいのですか」と尋ねると、なんとも返答に窮するのです。そこで、JR東日本にも電話で確認をしてみました。上野駅と東京駅、そしてJR東日本の駅でこのポスターをよく見かけるものですから。すると、対応した女性も、このポスターの存在も、そして意味するところも知っていました。

そこで、僕は質問しました。「女性専用車両だから男性はご遠慮ください」とか、「車内マナーの向上のために携帯電話の使用はお控えください」とか、「リュックは背負わずに、前に抱えるか、下に置きましょう」とか、「足は組まずに、席は詰めて座りましょう」とか、うるさいと感じるほど車内アナウンスをするのに、なぜ、「エスカレーターは国土交通省と消費者庁の後援で、そして鉄道各社の総意で、手すりを持って利用することになりました。したがって、左右どちらにでも立ってそして手すりを持って安全に利用してください」という車内アナウンスや、構内アナウンスをしないのかと尋ねると、これもまた回答はありませんでした。「お客様のご意見として社内に周知致します」という返事です。書面の回答を希望しましたが、そのシステムはありませんとのお返事でした。

問題は、本気で取り組まない啓発ポスターを貼ると、利用客同士のいらぬトラブルが多発するということです。こちらは親切にも知らせているのになんとも無責任な回答ですね。「みんなで手すりにつかまろう」といったポスターを貼らなければ問題は大きくなりません。ところがこんなポスターを貼って、真面目にそれを見て実行した人、そしてそんな奴らは邪魔だと思う人、また常識がないと思う人たちとのあつれきが生じるではないですか。これこそ、無責任なリスクの増大そのものです。

病気に関しては、ほんのちょっとのいいことを一生懸命探して、テレビやメディアは毎日のように発信しています。エスカレーターを歩かないようにというメッセージの根底には、本来は歩かないように設計されているエスカレーターを歩くことによって、エスカレーターを正しく利用している人が事故に遭って怪我をするというメッセージがあるのでしょう。

そして「みんなで手すりにつかまろう」といったポスターを貼るならば、真剣にそれを実行しないと、実行した人が馬鹿を見ることになりますね。なんともいい加減な対応と思っています。病気でも怪我でもリスクを減らすことがなにより大切です。ある意味真剣に取り組むつもりが鉄道会社にないのであれば、「みんなで手すりにつかまろう」などという利用客の精神的あつれきのリスクを増大させるようなポスターは、早々とやめた方がいいと思っています。

そんなことがあって、僕は極力エスカレーターには乗りません。階段を利用します。また乗るときは左側に立って乗っています。そして関西に行けば右側に立って乗っています。無用なリスクを極力避ける。これが病気や怪我に対してもいえることですよ。本当に無責任な啓発ポスターだと思っています。真面目に実行した人がトラブルに巻き込まれないことを願っています。

日頃の養生とファインプレー

二〇二〇年の東京オリンピックの期間中はプロ野球が中止になるという決定をプロ野球オーナー会議が行いました。

オリンピックは嫌いでプロ野球だけが好きという人もいるでしょうが、多くの人には賛同してもらえる判断だと思います。

さて、野球の醍醐味の一つはファインプレーですね。外野に抜けるかもしれないような痛烈なゴロに飛びついてボールを取って、素早く華麗に一塁に送球してアウトを取る。ホームラン性の当たりをフェンス際まで追っていって、そしてフェンスぎりぎりで手を伸ばしてジャンプして好捕する。いろいろなファインプレーがありますね。そんな場面だけを選んでテレビで放映することもあります。いわゆるファインプレー集で見ているだけでもワクワクしますね。

88002-198 JCOPY

ところが、どれもギリギリで取るのがファインプレーでしょうから、打たれる前にあらかじめ守備位置を変えていれば、平凡な打球にもなります。この打者はこちら側によく打つとか、このカウントではこんなバッティングをするとか、次は味方の投手はあの変化球を投げるだろうから多くの打球はあっちに飛んでいくとか。つまりあらかじめ予測しておいて、そして守備位置を移動すれば、どれも平凡な打球になることが多いということです。しかしそんな守備をする人は素人にはあまり評価されません。むしろ客観的に評価する術がありませんでした。

最近はサッカーなどの中継でもときどき取り入れられているように、選手の試合中のすべての動きが記録でき、そして解析できるようになっています。野球の守備位置を含めた選手の移動も実はすべて記録できます。大リーグなどではすでにこのシステムが稼働しています。そんなデータを見ると本当のファインプレーかどうかがわかりますね。地味な努力も実は評価可能になりますね。

また、野球場に実際に観に行くと、打者によって、そしてカウントによって守備位置を変える選手がいることがわかります。特に外野手は、にわかプロ野球観戦ファンの僕でもわかりますよ。いろいろ守備位置を変える選手だなとか、ほとんど同じところで守るんだとか、ほかの外野手にいわれて守備位置を変えているんだとかね。

現役プロ野球監督が書いた本を先日読んでいて、そんな守備位置をあらかじめ変えることで、目に見えないようなファインプレーを積み重ねた選手として挙げられていたのが、北海道日本ハムファイターズで活躍した新庄剛志選手でした。僕にはチャラチャラした目立ちたがり屋の面白いプロ野球選手という印象でしたが、地味な努力も超一流だったのですね。

さて、健康も同じですよ。健診で糖尿病の初期を見つけてもらった。人間ドックで早期のがんを見つけてもらった。ファインプレーですね。危うく相手に得点の機会を与えるようなものでした。事前に防げて、大事に至らず本当によかったです。

さて、健康にとってあらかじめ守備位置を変えて、ファインプレーをするまでもなく、平凡な打球として処理するとはどういうことでしょう。わかりますよね。日頃から、ささいなことでも健康に気を配るということです。

俺はグローブさばきが上手いから、だいたいこの辺で守って、打球が来てから、華麗にその打球を処理して、ファインプレーを重ねるのだという生き方もいいでしょう。でも本当のファインプレーは、何事も大事に至る前に、当たり前のように処理できるよう守備位置を変更することでしょう。そんなささいな努力が必要なのですよ。

そんなささいな努力はなかなか評価されません。そんな臨床研究もなかなか目にしません。客観的な評価が結構難しいからです。でも概して健康なことはわかっています。好き嫌いなくバランスよく食べる、気持ちよく眠る、ストレスを溜めない、有酸素運動を毎日行う、炭水化物を食べ過ぎない、便通を整える、太りすぎない、痩せすぎない、冷たい物ばかりを飲まない、などなどです。本当にささいな努力ですね。

そんな努力をしても、病気になることもあります。一生懸命考えて守備位置を変えたけれども、たまたまそのときだけは予想外の方向に球が飛ぶこともあるでしょう。だからこそ、健診や人間ドックで不測の事態に備えることも必要ですよ。

一方で、健診や人間ドックで問題がなかったからといって、無理を重ねる人が少なからずいます。健診や人間ドックで運よく異常を早期発見されて、そしてそれを治療して、なんとかその疾患は事なきを得たのに、また無理を重ねる人がいます。たまたまファインプレーで今回の危機は乗り切れたものの、その後は、しっかりとした対処が必要でしょう。ささいな努力、つまり守備位置を変えて、簡単な打球として処理することを最優先に行動すべきですね。

安打を打たれる打たれないは、内野手や外野手の位置取りと彼らの上手い下手に左右されます。そうであれば、投手の客観的な評価は三振の数とホームランの数になります。奪三振数と被本塁打数ということです。この二つは基本的に投手自身の努力と責任の結果です。そんなたくさん三振を奪うほとんど野手いらずのすばらしい投手もいれば、野手では防ぎきれないホームランをたくさんくらう投手もいますね。でもそれ以外は野手のささいな努力の蓄積が勝利につながるのですよ。健康に関していえば、相当な無理をしても病気にならない人もいれば、ささいな努力の積み重ねでは如何ともしがたい致し方ない疾患になる人もいるということです。

ささいな努力は「日頃の養生」ともいいます。そんな積み重ねを行った上で、その養生をすり抜けて病気が発生するかもしれません。そんなときのファインプレーに期待して、健診や人間ドックを受けるのですよ。野球を見ていて、ちょっと思った健康の秘訣です。

CTスキャン

再び野球のお話です。黒田博樹投手が日米通算二〇〇勝を達成しました。野茂英雄投手に次ぐ快挙だそうです。日本球界だけでの通算勝利記録は金田正一さんの四〇〇勝を筆頭に、二〇〇勝以上を成し遂げた投手は二十四人（二〇一五年時点）います。

イチロー選手の日米通算最多安打で、「認める」とか、「認めない」とかの議論がありましたが、今回はそんなことをいう人はいないでしょう。理由は簡単で、基本的に誰もが、アメリカの方が日本よりもレベルが上と知っているからです。直感的に嫌な人はいるでしょう。でも、メジャーで控え選手だった人が、日本に来たらクリーンアップを打ったり、マイナーリーグの投手が日本で活躍したりしています。そして日本選手が全員メジャーで活躍できる訳ではありません。日本の記録をアメリカの記録に合算することには当然に異論が出ますが、アメリカの記録を日本の記録に合算することには異論が出ないのです。

野茂英雄投手も黒田博樹投手も、もともと日本球界では速球派で、そこにフォークボールなどの変化球を交えて三振を奪っていくタイプの投手でした。野茂英雄投手はそれをアメリカでも貫き通しました。ところが黒田博樹投手はアメリカに渡ってから投球スタイルを変えました。わずかにボールが打者の手元で変化するツーシームという変化球を身につけて、それを武器にして内野ゴロの山を築くといった作戦です。

このツーシームという変化球わかりますか。英語では two-seam fastball と呼ばれます。シームとは縫い目のことで、野球のボールは二つの革を縫い合わせてできています。ボールが一回転する間に、その縫い目が二回通過するように握って投げる球が、ツーシームです。一方で純粋な直球やストレートといわれる球は、フォーシームと呼ばれます。英語では four-seam fastball でボールが一回転する間に、縫い目が四回通過するように握って投げます。言葉でわかりにくいときは、実際の野球のボールを自分で握ると簡単に理解できますよ。

そして、縫い目はつるつるしてボールからは少々はみ出していますので、回転すると空気抵抗になります。そしてフォーシームではその回転が浮き上がる力（揚力）を生み出します。しかし、上から投げ下ろすときに、球が実際に浮き上がることはありません。通常よりも落ちる度合いが減るということです。ですから、ツーシームでは、縫い目が一回転で二回しか通過しないので、四回通過するフォーシームに比べて、より落ちるように感じます。だからこそ、バッターがフォーシームと思って振れば、バットの下に当たることになるので、内野ゴロが増えるのです。

一方で球筋から分類すると、フォーシームはストレートになり、ツーシームはシュートになることが多いのです。フォーシームやツーシームがボールの握り方による分類で、ストレートやシュートがボールの曲がり方による分類だからです。そして最近の映像技術の進歩で、昔は経験ある解説者やアナウンサーが「今の投球はストレート」「今度の球はツーシーム」などといっていたものが、映像で完璧にわかるようになりました。外野からホームベース方向を映し出すカメラから見ると（最近のテレビ中継で映される角度ですが）、そして超スローモーションで見れば、ピッチャーがどんな握りをしているかが一目瞭然です。また、複数のカメラを備えれば、球筋もすべてコンピュータで捉えることができ、その上、ボールの回転数も、回転方向も画像から客観的に数値化できるのです。するとなんと、投手によってストレートの回転数や回転方向が異なることもわかってきました。変化球の回転数や回転方向も数値化できます。すばらしいストレートが実は多くの場合シュート回転していることも、画像から事実としてわかってきました。つまり、人の経験と相関と技術に基づいて語っていたこと、ある意味「偉そうに」

語っていたことが、本当か、実は間違いかがわかるようになりました。

医療の世界ではＣＴスキャンの導入で診断学は激変したのです。神経診断学はＣＴが導入される以前から確立されており、患者さんを一生懸命診察して、そして神経学的所見を取って、そこから病巣部位を推測したのです。そして経験豊富な医師のコメントほど信憑性があるとされていました。ところがＣＴスキャンの導入によって、神経所見をまったく取ることができない医師でも、脳内の病巣を簡単に確認できるようになりました。そして経験豊富な医師の信憑性があると思われていたコメントも実は間違っていることがあることも事実として判明しました。技術が進歩したので、経験に基づく知恵を省略しても事実を得ることができるようになったのです。

スポーツ観戦も映像技術の開発やコンピュータの進歩で楽しみ方が増えています。そして医療でも画像診断の進歩で診断技術が格段に向上しました。そして画像だけを見て診断する専門家も、放射線診断医と呼ばれ、なくてはならない医療のプレーヤーになりました。一方で、昔からの神経学的診断の価値もなくなりません。なぜなら、画像では映らない病気もあるからです。そんなときには昔の知恵も大活躍します。技術の進歩と昔の経験が融合して医療も進歩しています。

よく効くイメージ

イチロー選手が大リーグ通算三千本安打を達成しました。二〇〇一年に大リーグのシアトル・マリナーズに入団してから、ニューヨーク・ヤンキース、そしてマイアミ・マーリンズで試合に出場し、そして十六年目での快挙です。すごいですね。通算打率も三割一分四厘です。ほぼ三回に一回はヒットを打っている勘定になります。

正確にいうと、打率はヒット数が分子で分母は打数です。打数は打席数（実際にバッターボックスに立った数）から四球、死球、犠打、犠飛、打撃妨害の数を引いたものです。イチロー選手は約九五〇〇打数で三千本近いヒットを打っていますが、実際の打席数は四球、死球、犠打、犠飛などが加えられるので、約一万三〇〇〇回です。ともかく、一万回近くバッターボックスに立って、三千本のヒットを打ったということですごい記録ですね。そして三割以上の打率を残しているので、「よく打つバッター」となります。

でも、よく考えてください。約一万回のバッターボックス登場で、三千本のヒットを打ちましたが、実は約七千回はヒットを打っていないということになりますね。でも野球を少しでも知っている人は、必ずヒットを打つバッター、つまり打率十割というバッターは存在しないことも知っています。一年間を通して打率四割を越えるバッターさえ日本ではまだ登場していません。メジャーリーグでは過去に十三回打率四割を越えるバッターが記録されていますが、最後の四割バッターは一九四一年のテッド・ウィリアムスでその後は記録されていません。「よく打つ」という文言は、野球では三割が妥当だろうと多くの人は知っているということです。

さて、抗がん剤に話を移しましょう。「抗がん剤がよく効く」といわれるとどのくらいの数字を想像されますか。医療で患者さんが「よく効く」といわれて、想像する数字は野球とは違いますね。多くの方は八割以上に効くと思うでしょう。僕は実際の臨床現場で、「やっぱりよく見積もっても野球の打率と同じ、つまり三割ぐらいだろう」と説明しています。しかし、がんの治療は進歩しましたよ。外科治療も三〇年前に比べると安全になりました。また放射線治療も進歩しています。抗がん剤も新しいものがどんどんと開発されています。そんないろいろな治療を組み合わせて、そして昔は不治の病と思われていたがんにも希望が開けています。しかし、単独の治療でも効果が八割などということはごくまれながん以外はあり得ません。そんな言葉から受けるイメージは、患者サイドと医療サイドの誤解を生む一つのきっかけになります。患者サイドも単独の治療は野球と同じような成功率だと理解し、医療サイドも患者さんは往々にして実際よりも過度の期待をするものだと思っておくことが大切です。

同じようにインフルエンザのワクチンの有効性はどう思いますか。インフルエンザのワクチンは打ってもあまり効果がないといった報道も見られますが、一般人の多くの印象は、「八割ぐらいはインフルエンザの予防効果があるのでは？」と思っているでしょう。インフルエンザの予防接種を受けても残念なことにインフルエンザに感染する人は五人に一人ぐらいだというイメージです。

では厚生労働省のHPを見てみましょう。インフルエンザQ&Aの十八番目に「ワクチンの接種を受けたのに、インフルエンザにかかったことがあるのですが、ワクチンは効果があるのですか？」という項目があります。なんとその回答文の最後にはこう記載されているのです。「以上のように、インフルエンザワクチンは、接種すればインフルエンザに絶対にかからない、というものではありませんが、ある程度の発病を阻止する効果があり、また、たとえかかっても症状が重くなることを阻止する効果があります。ただし、この効果も一〇〇％ではないことに御留意ください」そして、その上には、一つの研究結果が記載されています。そこには「六十五歳以上の老人福祉施設・病院に入所している高齢者については三四～五五％の発病を阻止し、八二％の死亡を阻止する効果があったとされています」とあります。通常、引用するのはもっともすばらしいデータ、いわゆるチャンピオンデータを載せるのが通常ですから、そんなチャンピオンデータでさえ三四～五五％の発病阻止効果しかないのです。八割に効くなどとはあり得ないということになります。

予防接種という言葉自体が怪しいですね。正しくは「インフルエンザの重症化予防のための注射」だと思います。そして医療サイドも心得たもので、「インフルエンザのワクチンは感染を予防するというよりも、重症化の防止のために打つのですよ」といい添えることが増えています。そして厚生労働省のHPにも「インフルエンザの予防接種」という文言は少なく、「インフルエンザワクチンの接種」と多くは記載されています。厚生労働省も感染予防にはそれほど効果がないことは暗に認めているようにも思えます。

インフルエンザの感染防止の効果が巷の想像以下だとしても、インフルエンザに感染して重篤な状態になる可能性が高い高齢者などは重症化防止という観点から是非ともインフルエンザワクチンは打った方がいいと思っています。

「イチローはよく打つ」というイメージと、「抗がん剤やワクチンがよく効く」という文言から連想する数字の解離のお話でした。

オックスフォード大学同窓会

僕はオックスフォード大学大学院に五年間留学し、そこで博士号を取りました。先日、三年に一度の医学部卒業生のための同窓会があり、三年前に受賞したイグノーベル賞の講演をしてきました。

オックスフォード大学はノーベル賞受賞者を五〇人以上、イギリスの首相を二十七人排出しています。まず、オックスフォード大学は約四〇のカレッジからなる組織です。僕が所属していたのはWadham Collegeでした。そして皇太子さまが留学していたのがMerton College、皇太子妃の雅子さまが留学していたのがBalliol Collegeです。そのWadham Collegeの医学部、および医学系大学院の同窓会が三年ごとにあり、そのための渡英でした。

イギリス時間の十六時、日本時間の二十四時にロンドン・ヒースロー空港に無事着陸、そして英国人の知人宅に十八時に到着しました。二日ロンドンで仕事をして、金曜日にオックスフォードに入りました。宿泊はWadham College内の宿舎です。一六一〇年がWadham Collegeの創立年ですが、そのときにできた建物の四階が今回の宿舎でした。

土曜日の十四時〜十七時半まで、歩いて一〇分のところにある医学教育センターの講堂での記念講演会です。医学教育センターとは医学部の学生が勉強するところで、各Collegeに所属している医学生はみんなここに集まって基礎的な勉強をするのです。そして高等教育はそれぞれの専門分野がある建物で行われます。臨床教育は僕が五年間過ごしたJohn Radcliffe病院などで行われます。

十五時からが僕の講演で、三年前のイグノーベル賞の受賞に至った経緯などを含めてお話ししました。環境因子が免疫に与える影響を調べたなかの一つの実験が受賞となった論文で、ある音の刺激が免疫制御細胞を誘導するというものでした。その音で一番効果があったものがオペラ『椿姫』だったので、「とても面白く、そして考えさせる研究」というイグノーベル賞の意図に合致し、受賞に至りました。同じように、匂いでも免疫制御細胞は誘導されました。これらの実験はマウスの心臓移植モデルを用いたものですので、この結果が同じように人に当てはまるかは実は不明です。しかし、マウスはたくさんのヒントを与えてくれます。

確かに、たくさんの臨床を長く行っていると、同じ病気で、同じ治療をしているにもかかわらず結果が異なることがしばしば起こります。個体差だともいえますが、実はいろいろな環境因子が免疫にも影響を及ぼしている可能性が高いのです。環境因子などはささいなものかもしれません。しかし、そんなささいなことの積み重ねが、実は大きな差になると長く臨床を経験していると思えるのです。僕の講演は無事、盛況のうちに終了しました。

現役学生の数分のコーナーもありました。南米での研修、スリランカでの医療実習、ボストンでの経験などを簡潔にプレゼンしてくれました。そのなかで、ボストンのハーバード大学で研修した女生徒が、忙しい実習の合間にフェンウェイ・パークでレッドソックスの野球の試合を観に行ったというスライドがありました。そしてそのボールパークの雰囲気がとても楽しかったといっていました。イギリスには野球の元祖といわれるクリケットがありますが、野球はまったく普及していません。でも野球場の雰囲気は、ハーバード大学での研修と同じようにインパクトがあったのですね。なんだかうれしくなってしまいました。

夜はWadham Collegeでブラックタイのパーティーです。ハリーポッターの世界がそのままです。四〇〇年前に作られたCollegeの食堂で、黒のスーツで、黒の蝶ネクタイを着けてディナーです。僕は講演者だったのでハイテーブルでした。ハイテーブルはハリーポッターなどでは一番奥で校長先生などが座っている一段高い場所です。通常はローテーブルには学生が座り、ハイテーブルにはランクの高い教員が座り、出てくる食材もまったく異なります。しかし、この日は全員に同じ特別なコースが振る舞われました。本当にいい想い出になりました。

ちょうど十月はこちらの新学期です。昨日は卒業式が行われたのでしょう。オックスフォード大学の卒業式は年に何回も施行されます。特別なガウンを着て卒業式に臨みます。僕は一九九八年に卒業式に出ました。取得した学位はDoctor of Philosophyというもので DPhilと略されます。僕と同じ時期にオックスフォードに留学したアメリカの友人などは、アメリカでの博士の称号であるPhDとは記載せず、敢えてDPhil と記載しています。Doctor of

Philosophyとは直訳すれば哲学博士です。しかし、これがオックスフォードでは通常の大学院博士課程での最高学位なのです。卒業式のガウンもDPhil取得者は赤と紫のものを着用します。入学時の黒のガウンとはまったく異なっているのです。満面の笑みを浮かべるそんなガウンを羽織った卒業生に会うたびに、辛かった五年間を思い出しました。

三つのメッセージ

さて、最後のお話です。健康に生きるための僕からのメッセージです。まず三点が重要です。このエッセイの根底に流れている気持ちです。

①ささいなことの積み重ねで奇蹟も起こる

②人はいろいろ

③精一杯に生きて、そして潔く

他院で見放されたがんの患者さんをたくさん診るようになって、確かに奇蹟は起こることがあると自信を持って思えるようになりました。がんの手術をたくさんやっていた頃、外科医の仕事はがんを取り残すことなく完全に切除することだと思っていました。そのためには、進行がんの状態では、拡大手術が必要になります。そこで、血管を扱えることが拡大手術のための必須事項と考え、消化器外科医でありながら、血管外科の修練を積みました。

そんな研修時代に、毎日大変にお世話になった先生がいました。毎日、手術も一緒、夕食も一緒、そして医療のことを語り合っていました。何でも手術ができるスーパースターのような先生で、僕たちは彼を「雨ちゃん」と呼んでいました。その彼がしばしば、「がんの手術はさらっと手際よく終わるのがいい」といっていました。つまり長時間を要する拡大手術などはしない。万が一、がんが体に残っても、できる限り患者さんのダメージが少なく、そして短時間に終わる手術が最良だという意見です。がんの取り残しなどは命を預かった外科医としては敗北とも思える結果です。しかし、彼はそれでもいいというのです。実際に、がんが少々残ってもその後に画像診断でがんが消失した症例をいくつも知っていました。そのなかの一つは、別の病気で開腹手術をして、肉眼的に、そして病理学的にがんが消失したことを確認してあるそうです。僕には信じられないことでした。そんな奇蹟は起こるはずはないという若き外科医の直感でした。

その後、移植医療の基礎研究、特に免疫学的研究に興味が湧き、オックスフォード大学の博士課程で五年間勉強しました。そして日本に戻って、セカンドオピニオン外来を日本で初めて大学病院で、そして保険診療で行いました。全国からがんの患者さんが集まり、外科治療、放射線治療、そして抗がん剤治療で思い悩む患者さんのお話を伺いました。そのなかには西洋医学的には治療手段が残されていない患者さんも多数いました。そして漢方にますますの興味を持ったのです。理由は簡単で漢方は保険診療だからです。そして打つ手がない患者さんに漢方薬を併用すると確かに奇蹟は起こりました。外科医としては残り○○ヵ月と思う人が、○○ヵ月以上元気に生存することも多々経験しました。漢方が効いたのかは不明ですが、確かにそんなことも起こるのです。そんな多くの臨床医が常識と思っていることを超える結果をここでは「奇蹟」と表現しています。「雨ちゃん」がいっていたことも確かに本当だったと今思えるのです。

同じ治療をしても予後に差があることは誰もが知っています。以前は遺伝子が違うから、または遺伝子情報ではない遺伝するエピジェネティクス的な要素、そして育ってきた環境の違いがその要因と思っていました。しかし、最近は「ささいな」ことの積み重ねで奇蹟が起こると思っているのです。ささいなこととはエビデンスがないことです。エビデンスとは臨床研究です。西洋医学的エビデンスはなにより大切です。そしてそれが最優先になされるべき治療です。しかし、エビデンスがなくても、臨床経験が豊富な医師が経験的によいと思っていることを積み重ねることが、やはり相当大切だと思っています。がんでは、

・炭水化物を少々控えて、高タンパク食にする。
・適度な有酸素運動を毎日行う。
・体を冷やさない。温かい物を食べる。
・保険適用の漢方薬を内服する。
・そして希望を持ち、まわりに感謝する。

そんなことの積み重ねが大切と思っているのです。

そしてもう一つのメッセージは「人はいろいろ」ということです。甘い物ばかり食べて太っているのに、がんとは無縁で長生きする人もいます。運動なんか大嫌いなのに長寿を謳歌する人もいます。たばこを吸いまくっているのに肺がんにならない人もいます。お酒を浴びるほど毎日飲んでいるのに肝硬変から肝臓がんにならない人もいます。「人はいろいろ」なのです。

88002-198 JCOPY

そんな「人はいろいろ」感を知らない医師に診てもらうと治療がうまくいかないこともあります。ガイドラインは多くの人に当てはまる方針であって、実はそこに「人はいろいろ」という要素は通常含まれていません。最近になって、テーラーメイド医療とか、個別化医療と称して、そんな薬が効く人と効かない人を分ける戦略が進んでいます。それは未だ緒に就いたばかりです。これからの時代は、この「人はいろいろ」に沿って、医療が展開されるのだろうと思っています。

最後のメッセージは「精一杯に生きて、そして潔く」です。母を看取ってその思いは強くなりました。どこかでお迎えが来るときが来ます。そんなときは「潔く」受け入れた方がいいです。どこで受け入れるかには「人はいろいろ」という条件がからんできます。また、ご家族のご意向もあるでしょう。しかし、どこかで逝くときを潔く受け入れるのです。母は点滴も胃ろうもしませんでした。どちらかを行えばもっと長生きしたでしょう。しかし、僕たち家族は食べられなくなったらそのときと思っていたのです。一口ばかりしか食べなくても三ヵ月ぐらい生きました。ほとんど飲めなくなっても三週間持ちました。これも奇蹟です。最後は娘よりも軽くなって、そして菩薩さんのような顔で旅立ちました。そして娘と犬は一晩一緒に冷たい母のそばで寝ていました。いつか、僕たちも潔く旅立つ日が来ます。それまでは精一杯に生きようと思っています。

これでこのエッセイは終わりです。

人それぞれが、少しでも幸せになれますように。

[著者紹介]

新見《にいみ》　正則《まさのり》　Masanori Niimi, MD, DPhil, FACS

1985 年　　　　慶應義塾大学医学部卒業
1993 ～ 1998 年　英国オックスフォード大学医学部博士課程留学
1998 年　　　　移植免疫学で Doctor of Philosophy（DPhil）取得
2002 年～　　　帝京大学医学部外科准教授
2013 年　　　　イグノーベル医学賞
セカンドオピニオンのパイオニアとしてテレビ出演多数.
漢方医学は松田邦夫先生（東京大学昭和 29 年卒）に学んでいる.

専　門
日本病院総合診療医学会認定医，日本東洋医学会専門医・指導医，日本外科学会専門医・指導医，日本消化器外科学会専門医・指導医，日本脈管学会専門医，日本消化器内視鏡学会専門医，日本消化器病学会専門医
血管外科，移植免疫学，漢方医学
労働衛生コンサルタント，日本体育協会スポーツドクター

趣　味
● 50 歳を超えた金槌で運動嫌いの親爺が，一念発起トライアスロンに挑戦しました.
● 2 年後には佐渡国際トライアスロン タイプ A 236km（水泳 3.8km，自転車 190km，ラン 42.2km）を 14 時間 18 分 58 秒で完走しました.

© 2017　　　　第 1 版発行　2017 年 4 月 25 日

イグノーベル的バランス思考
―極《きわめ》・健康力《けんこうりょく》―

（定価はカバーに表示してあります）

検印省略

著者　新 見 正 則
発行者　林　峰 子
発行所　株式会社 新興医学出版社
〒113-0033　東京都文京区本郷 6 丁目 26 番 8 号
電話　03 (3816) 2853　　FAX　03 (3816) 2895

印刷　株式会社　藤美社　　ISBN978-4-88002-198-0　　郵便振替　00120-8-191625